Desafio da Barriga Sequinha: Guia Completo para Secar sua Barriga em 30 Dias

1. Introdução:

Nesta PRL, apresentaremos um plano eficaz para ajudar você a conquistar uma barriga sequinha em apenas 30 dias. Sabemos que a região abdominal é uma das áreas mais desafiadoras quando se trata de perda de gordura, mas com a abordagem certa e comprometimento, é possível alcançar resultados satisfatórios. Nosso objetivo é fornecer um roteiro prático e acessível, combinando hábitos saudáveis de alimentação, exercícios específicos e dicas adicionais para ajudá-lo a atingir uma barriga mais definida.

Entendemos que a gordura abdominal pode ser frustrante e prejudicial à autoestima. Além disso, o acúmulo excessivo de gordura na região abdominal está associado a riscos para a saúde, como doenças cardiovasculares e diabetes tipo 2. Portanto, além de se preocupar com a aparência física, a redução da gordura abdominal também traz benefícios para o bem-estar geral.

Nosso plano se baseia em princípios científicos comprovados, combinando estratégias de alimentação saudável, exercícios direcionados e orientações gerais para maximizar a queima de gordura e promover o fortalecimento muscular na área abdominal. É importante ressaltar que cada pessoa é única, e os resultados podem variar de acordo com fatores individuais, como genética, metabolismo e nível de atividade física atual.

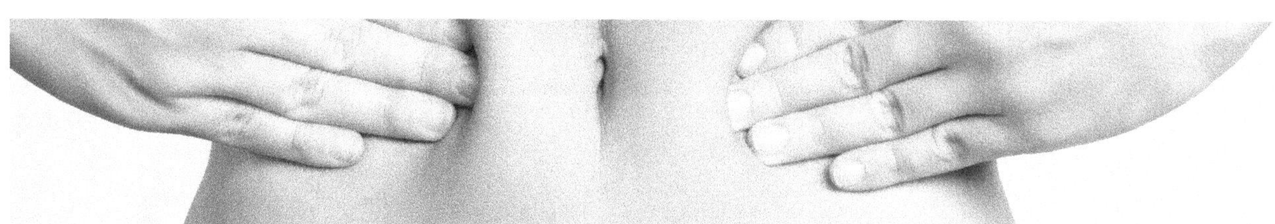

Ao seguir nosso plano, você estará dando um passo em direção a uma barriga mais tonificada e saudável. Lembre-se de que a consistência e o comprometimento são fundamentais ao longo dos 30 dias. Prepare-se para se dedicar a um estilo de vida mais saudável, pois essa mudança trará benefícios não apenas para a sua aparência física, mas também para sua saúde e bem-estar geral.

Nos próximos tópicos, abordaremos detalhadamente cada componente do plano, desde a importância de uma alimentação equilibrada até os exercícios específicos para a região abdominal. Também compartilharemos receitas saudáveis e dicas adicionais para ajudá-lo a maximizar seus resultados. Esteja preparado para se dedicar, superar desafios e alcançar uma barriga sequinha em apenas 30 dias. Vamos começar essa jornada em direção a um estilo de vida mais saudável e uma autoconfiança renovada.

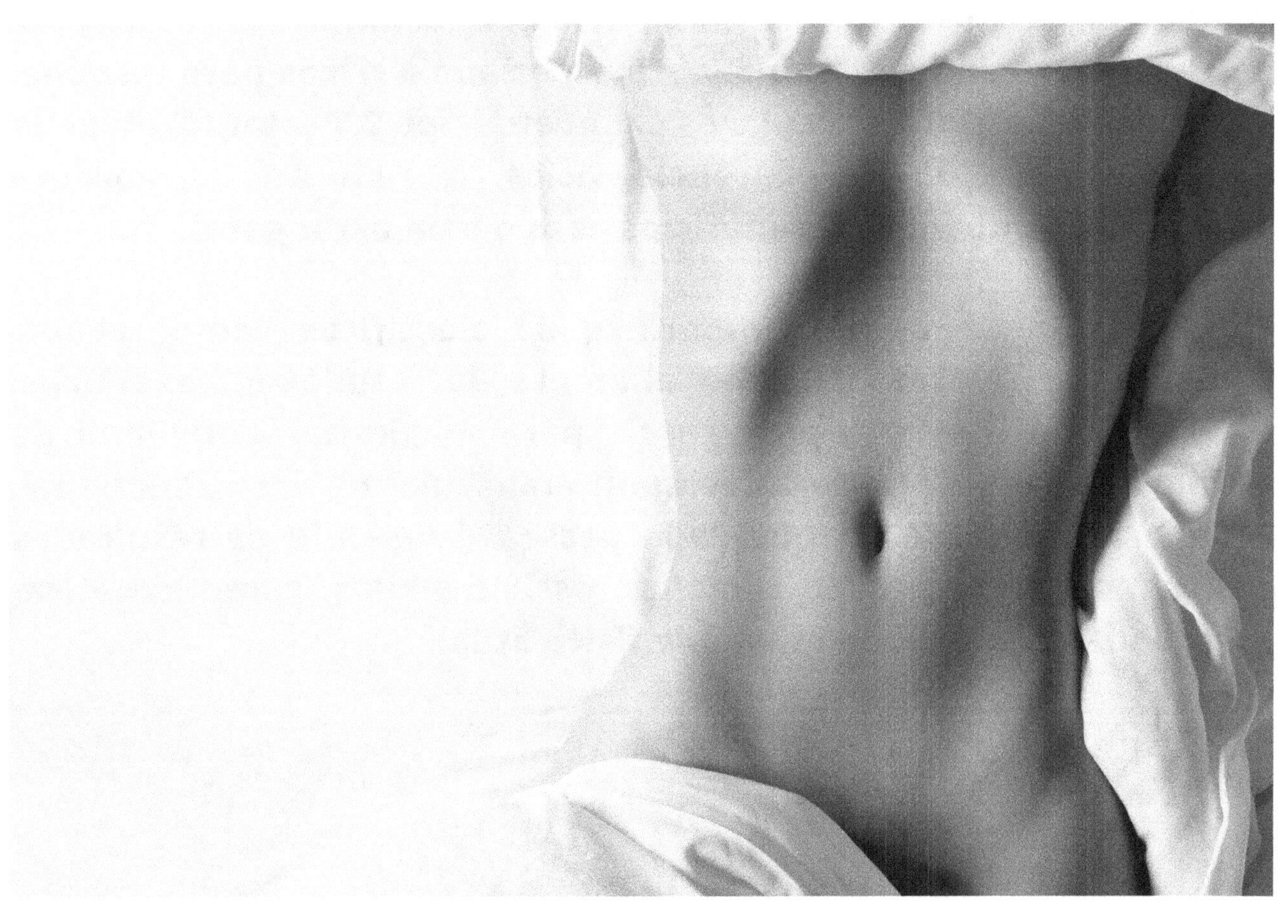

2. Artigos Relevantes:

Os benefícios da atividade física na redução da gordura abdominal A atividade física é uma das melhores formas de combater o excesso de peso ou obesidade, além de ajudar a manter a perda de peso. Os exercícios aceleram o metabolismo do corpo, favorecendo o gasto de energia e a queima de calorias e, quanto mais intenso o exercício, mais calorias são queimadas. Segundo um médico entrevistado pelo Terra1, os exercícios aeróbios, anaeróbios ou mistos ajudam a eliminar peso. Para definir o abdômen, existem alguns tipos de exercícios que trabalham corretamente essa região. A quantidade de treino indicada pelos profissionais deve ser respeitada, para não causar lesões e chegar ao resultado esperado.

(https://bing.com/search?
q=benef%c3%adcios+da+atividade+f%c3%adsica+na+redu%c3%a7
%c3%a3o+da+gordura+abdominal);

(https://www.tuasaude.com/beneficios-da-atividade-fisica/)

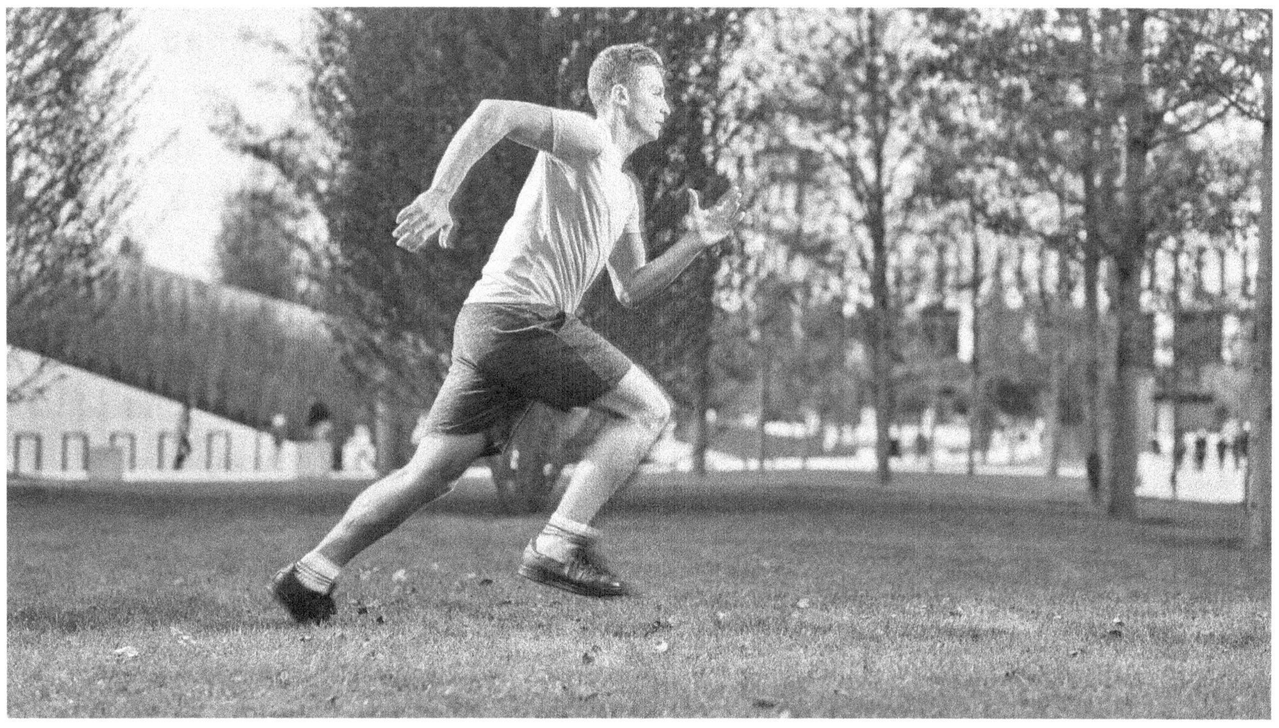

Estratégias alimentares para perder gordura da barriga
A alimentação é um fator importante para perder gordura abdominal. De acordo com o site Tua Saúde1, é necessário reduzir o consumo de alimentos ricos em carboidratos, como arroz, batata, pão e bolachas. Além disso, também é necessário eliminar os doces, as frituras e o consumo de alimentos processados como salsicha, temperos em pó e comida pronta congelada. Consumir diariamente alimentos termogênicos, como pimenta, cacau, cúrcuma ou canela, é uma ótima forma de acelerar o metabolismo e aumentar o gasto de energia, favorecendo a queima de gordura corporal e diminuindo a barriga. Fazer uma dieta rica em proteínas com alimentos como tofu, ovo, peixe ou frango também é uma boa forma de perder barriga
(https://www.tuasaude.com/dieta-para-perder-barriga/)
(https://www.tuasaude.com/como-perder-barriga/)

A importância do sono na perda de peso e metabolismo
Dormir bem é fundamental para quem deseja perder peso. Segundo o site Tua Saúde1, dormir bem ajuda na perda de peso porque promove a regulação dos níveis de hormônios relacionados com a fome, a grelina e a leptina, além de também ajudar a diminuir os níveis de cortisol no sangue, que é o hormônio relacionado com o estresse e que poderia aumentar o apetite e dificultar a queima de gordura. Além disso, durante o sono é produzido em maior quantidade o hormônio responsável pelo crescimento, que é fundamental para quem deseja perder peso
(https://clinicaedt.com.br/porque-o-sono-e-importante-para-a-perda-de-peso/)
(https://istoe.com.br/entenda-como-o-seu-sono-pode-dificultar-sua-perda-de-peso/)

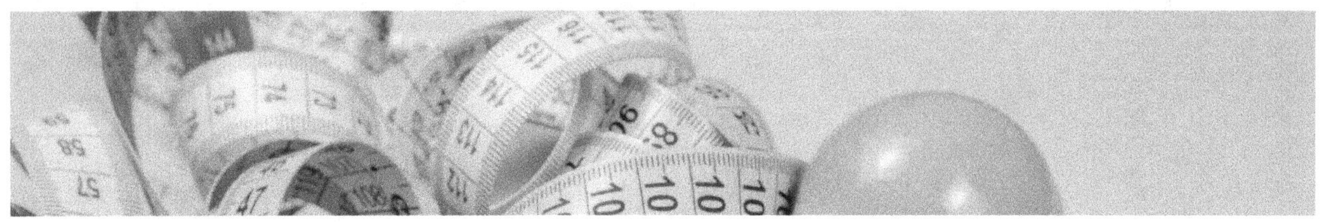

Artigos Relevantes:

Aqui estão três artigos relevantes que fornecem informações fundamentais para entender a importância da atividade física, estratégias alimentares adequadas e a influência do sono na redução da gordura abdominal:

"Os benefícios da atividade física na redução da gordura abdominal": Este artigo explora os efeitos positivos da atividade física na redução da gordura abdominal. Discute como exercícios cardiovasculares e treinamento de força podem ajudar a queimar calorias, acelerar o metabolismo e promover a perda de gordura na região abdominal.

"Estratégias alimentares para perder gordura da barriga": Neste artigo, são apresentadas estratégias alimentares eficazes para reduzir a gordura abdominal. Discute-se a importância de uma dieta equilibrada, rica em alimentos nutritivos e pobres em calorias vazias. Aborda também o papel de nutrientes específicos, como fibras, proteínas e gorduras saudáveis, na promoção da saciedade e na queima de gordura.

"A importância do sono na perda de peso e metabolismo": O sono desempenha um papel crucial na regulação do peso corporal e do metabolismo. Este artigo explora como a privação do sono afeta o apetite, os hormônios reguladores de fome e saciedade e a resposta metabólica. Além disso, oferece estratégias para melhorar a qualidade do sono e seu impacto positivo na perda de peso e na redução da gordura abdominal.

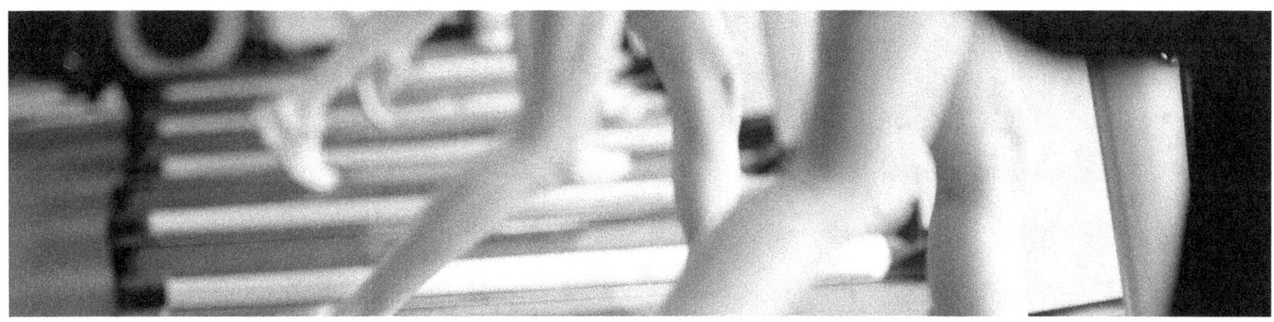

Ao ler esses artigos, você obterá uma compreensão mais aprofundada sobre a importância da atividade física, estratégias alimentares adequadas e uma boa qualidade de sono na busca por uma barriga sequinha. Essas informações embasarão nossas orientações e recomendações ao longo deste plano de 30 dias. Certifique-se de consultar os artigos para se aprofundar nos temas e aplicar os conhecimentos adquiridos ao longo do programa.

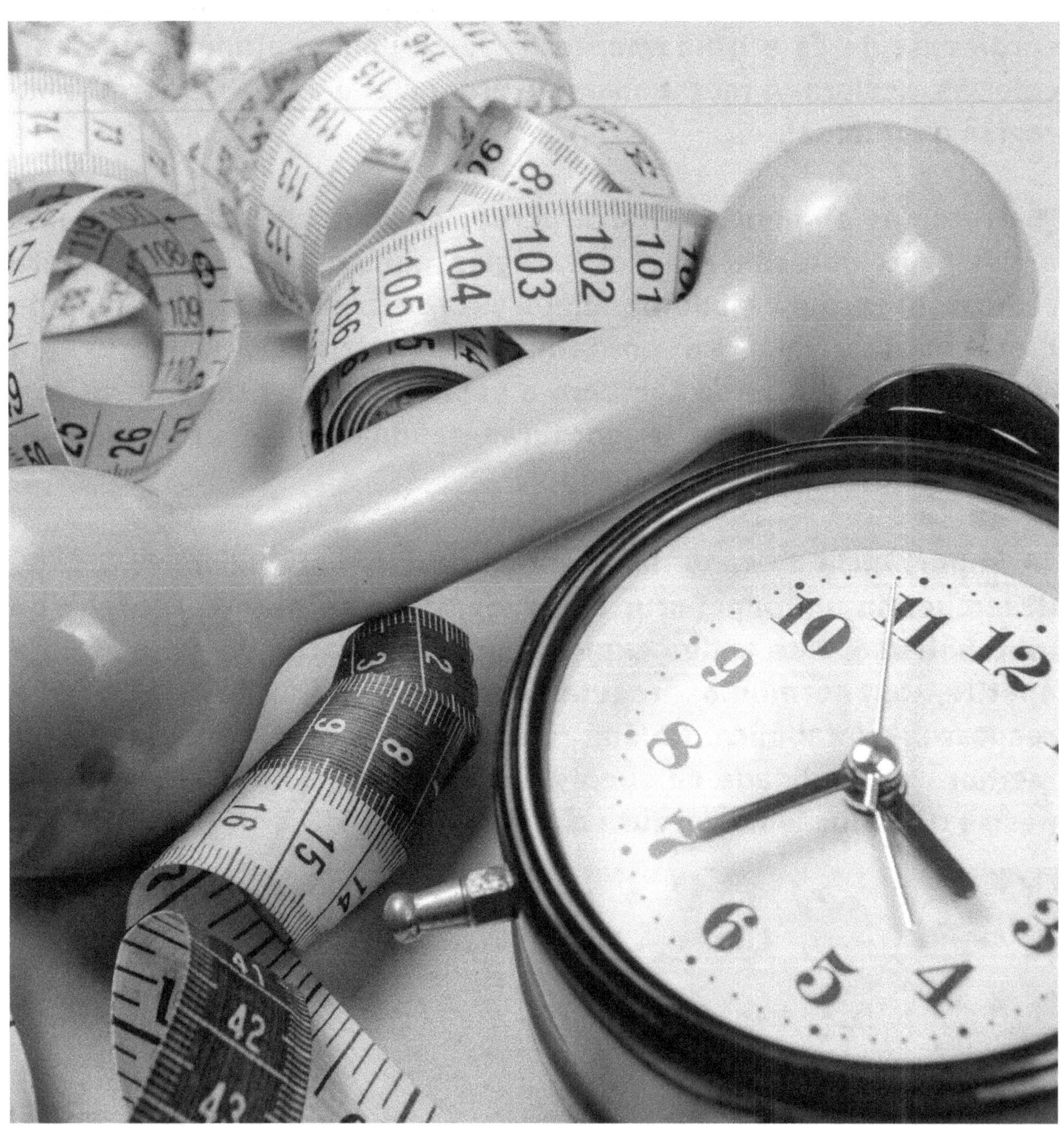

3. Plano de Exercícios:

Para conquistar uma barriga sequinha em 30 dias, é essencial incorporar uma rotina de exercícios que combine treinamento cardiovascular e exercícios direcionados para a região abdominal. Aqui está um plano de exercícios eficaz que você pode seguir:

1. **Treinamento Cardiovascular:** O treinamento cardiovascular é fundamental para queimar calorias e promover a perda de gordura em todo o corpo, incluindo a região abdominal. Escolha uma atividade que você goste, como corrida, ciclismo, natação, pular corda ou dança. Realize sessões de treinamento cardiovascular de pelo menos 30 minutos, de 3 a 5 vezes por semana. Comece com uma intensidade moderada e, progressivamente, aumente a intensidade ao longo do programa.

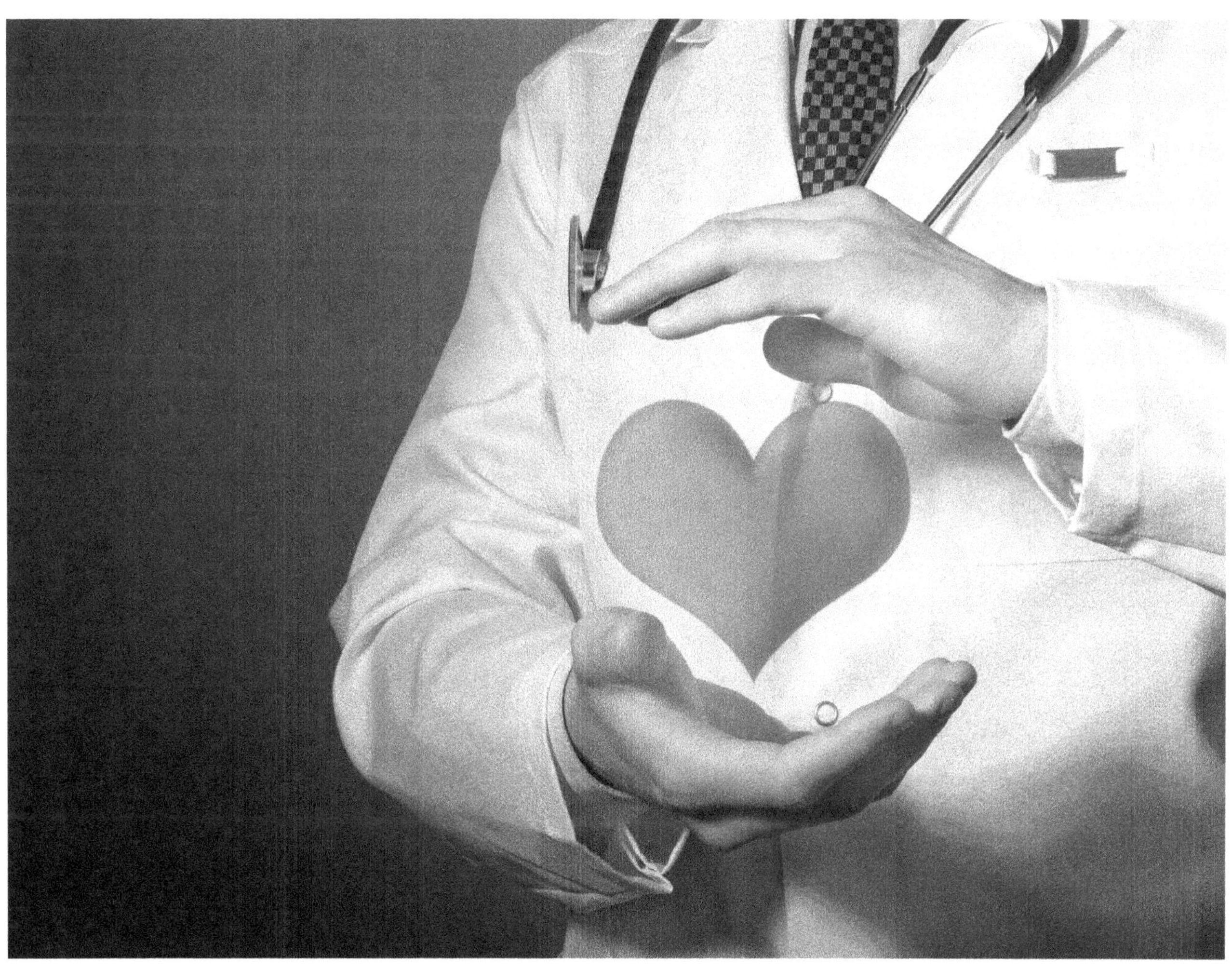

2. **Exercícios para a Região Abdominal:** Além do treinamento cardiovascular, é importante realizar exercícios específicos para fortalecer e tonificar os músculos abdominais. Aqui estão alguns exercícios eficazes para a região abdominal:

   - Prancha: Fique em posição de flexão de braços, apoiando-se nos antebraços e na ponta dos pés. Mantenha o corpo reto e contraído, segurando a posição por 30 segundos a 1 minuto. Repita por 3 séries.

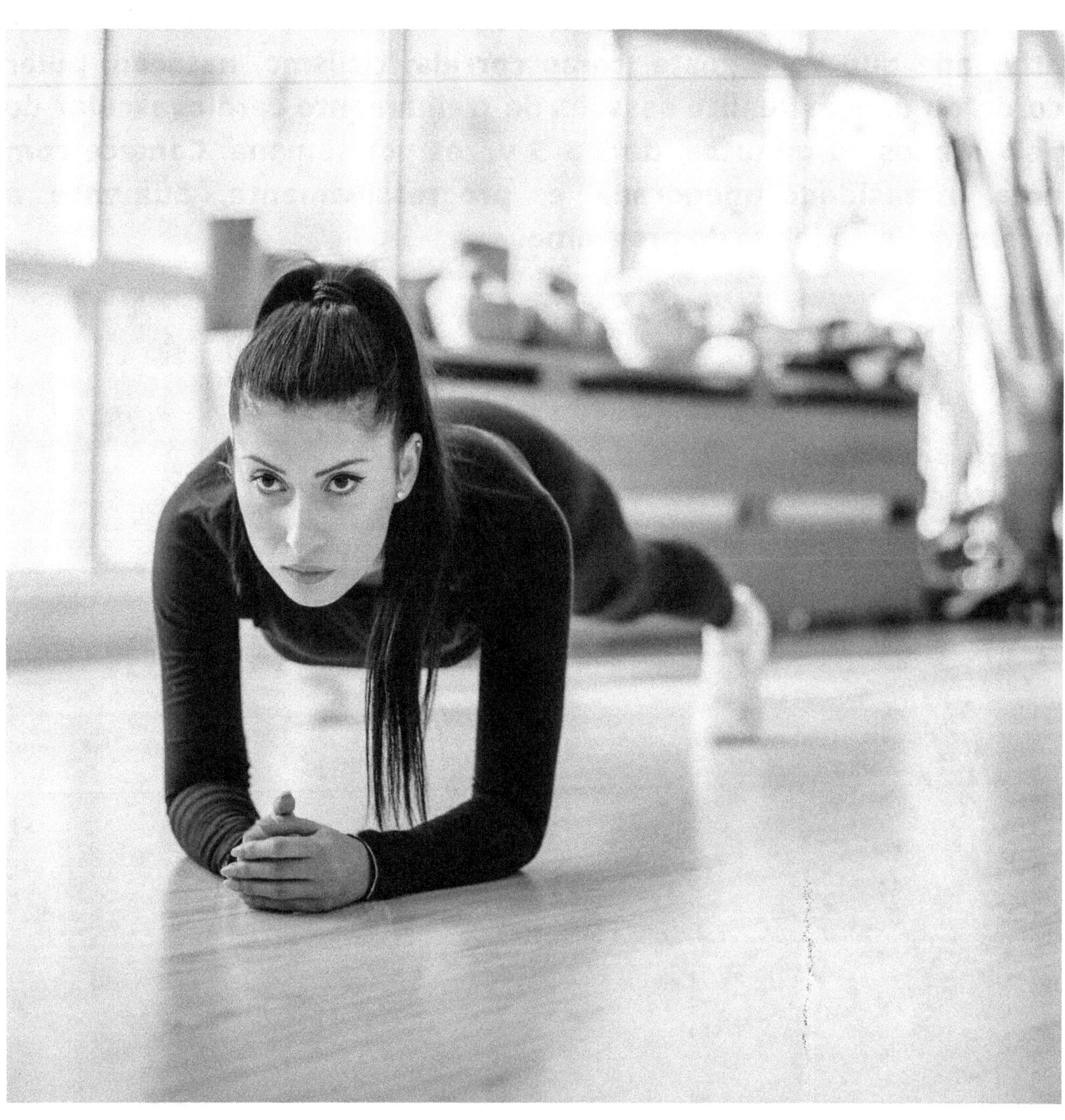

- Crunch abdominal: Deite-se de costas, com os joelhos flexionados e os pés apoiados no chão. Levante a parte superior do corpo, contraindo os músculos abdominais, mantendo os braços cruzados sobre o peito. Realize 3 séries de 15 a 20 repetições.

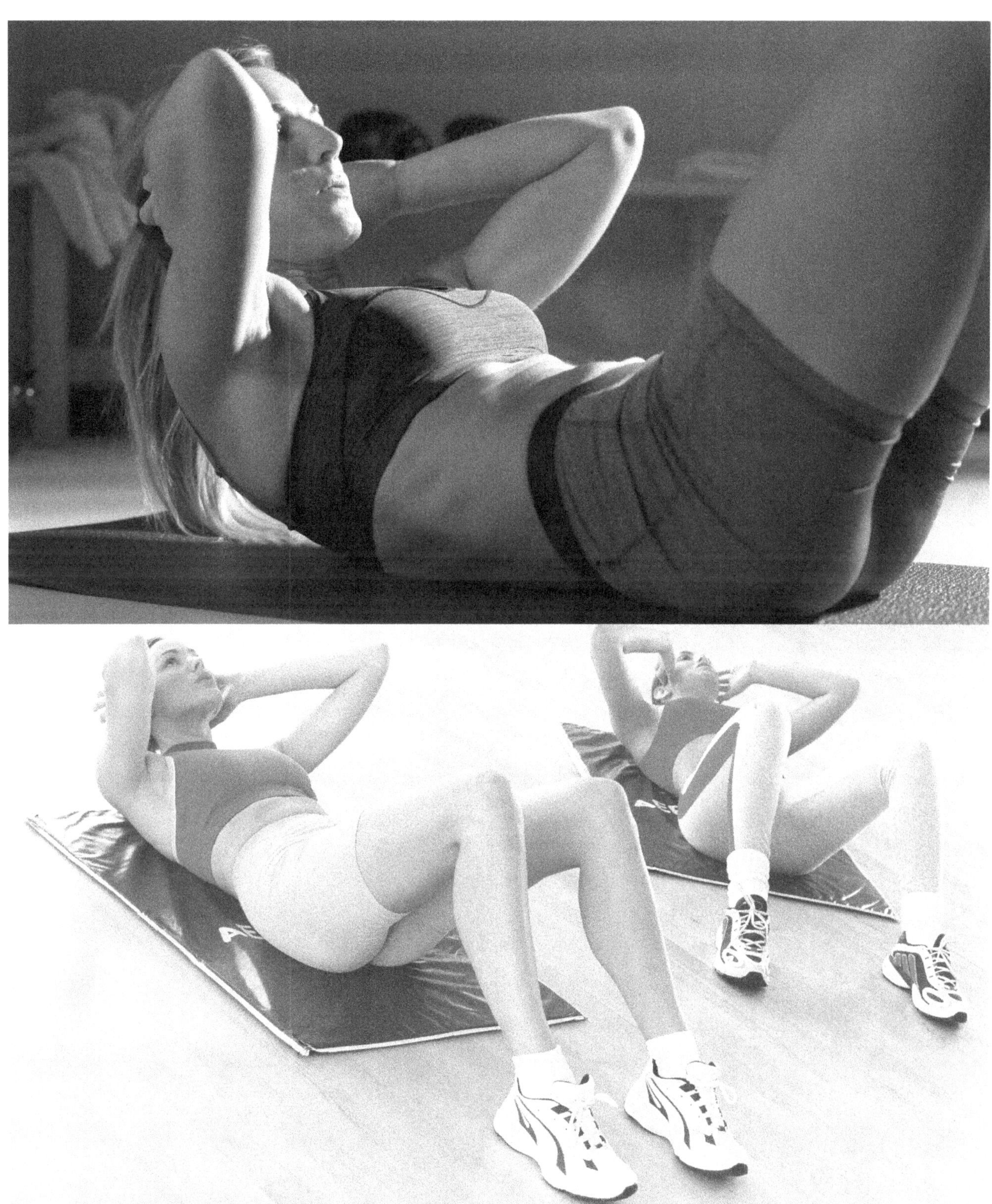

- **Elevação de pernas:** Deite-se de costas, com as pernas estendidas. Levante as pernas lentamente em direção ao teto, mantendo os músculos abdominais contraídos. Desça as pernas lentamente, sem tocar o chão, e repita por 3 séries de 12 a 15 repetições.

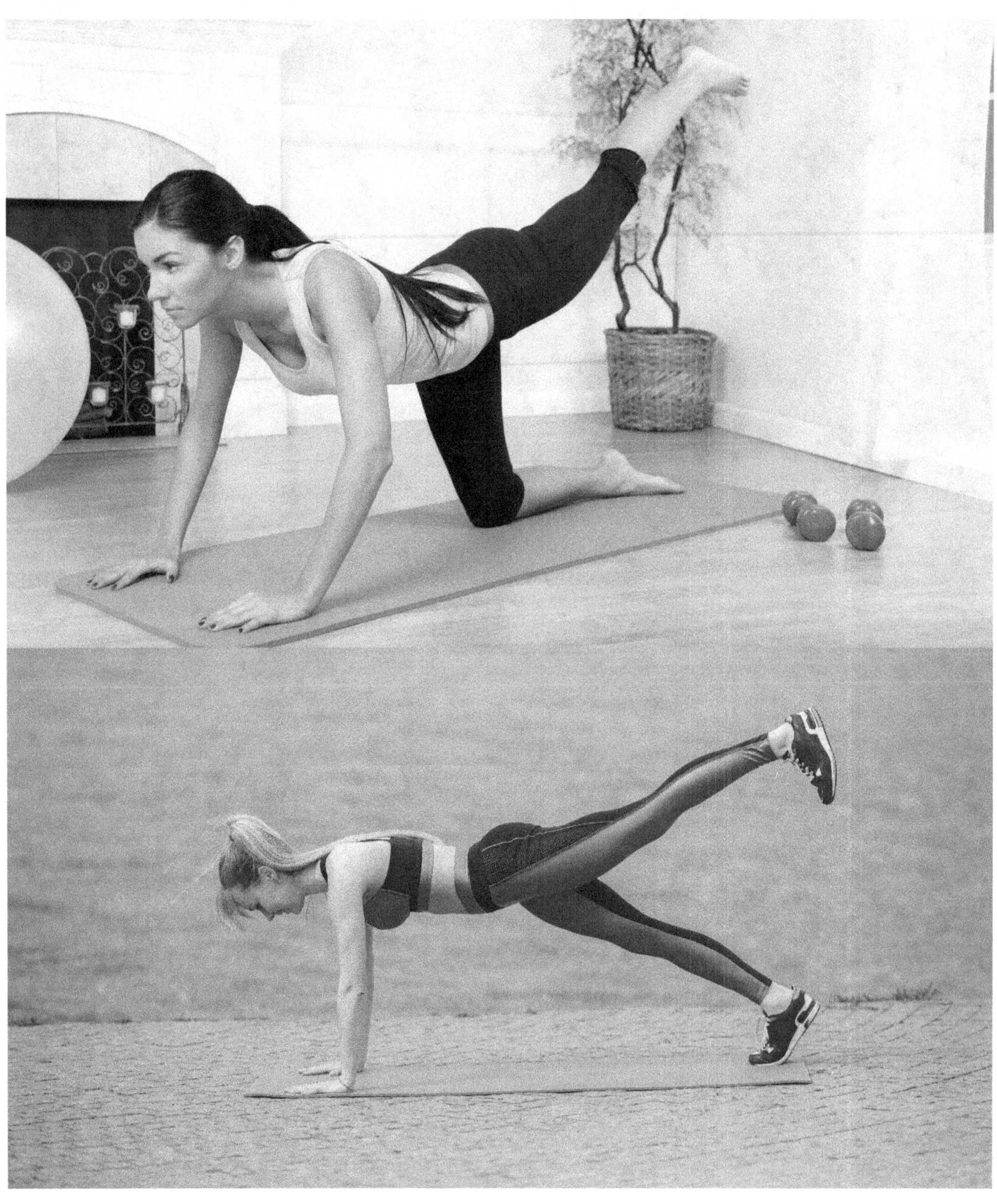

- **Russian twist:** Sente-se com as pernas flexionadas, apoiando os pés no chão. Incline-se ligeiramente para trás, mantendo as costas retas. Segure um peso ou uma bola medicinal e gire o tronco de um lado para o outro, tocando o objeto no chão em cada lado. Faça 3 séries de 12 a 15 repetições de cada lado

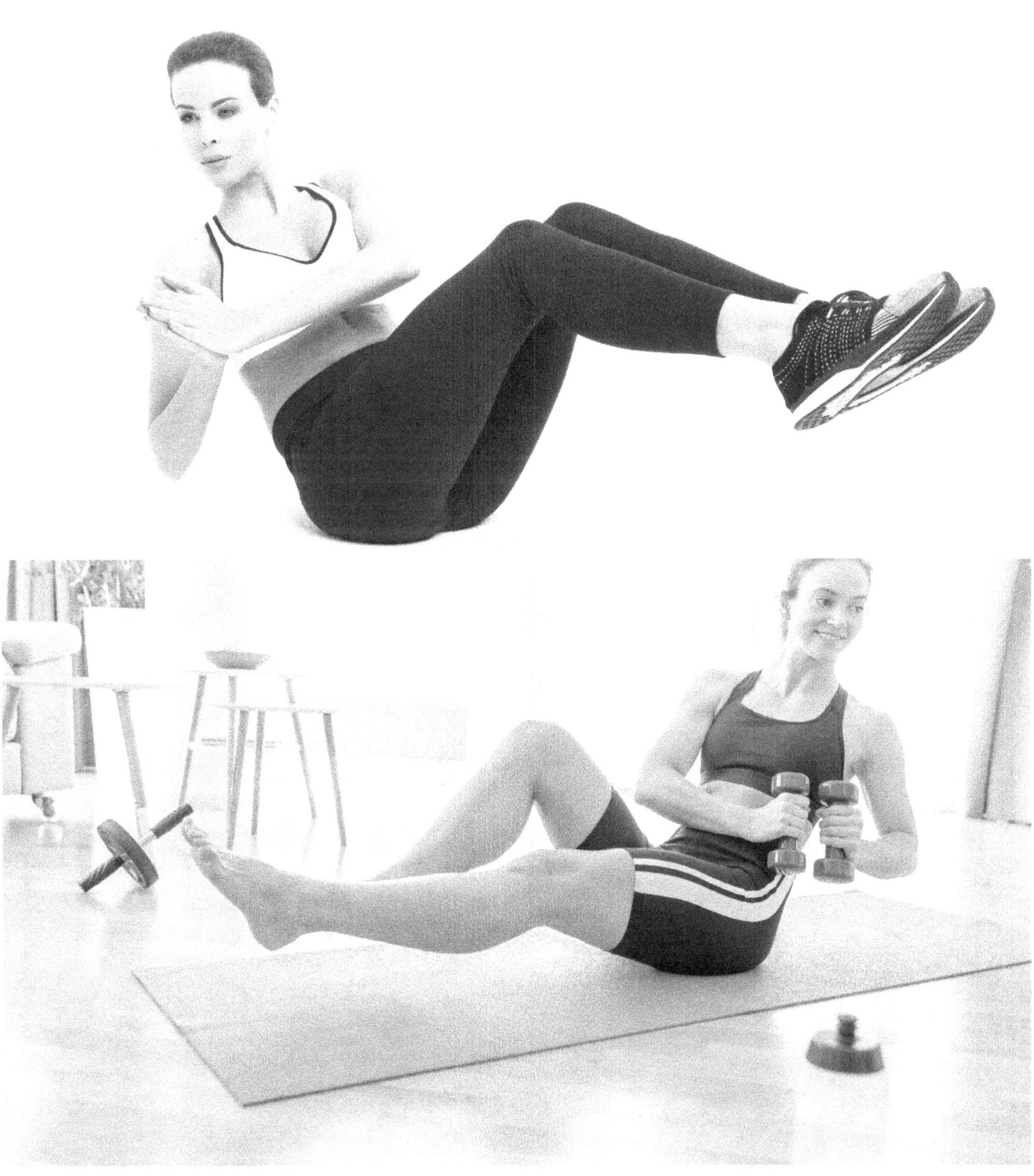

3. **Frequência, Duração e Intensidade:** Para obter resultados eficazes, recomenda-se realizar exercícios abdominais de 3 a 4 vezes por semana. Dedique pelo menos 10 a 15 minutos para cada sessão de exercícios direcionados à região abdominal. Quanto ao treinamento cardiovascular, realize sessões de pelo menos 30 minutos, de 3 a 5 vezes por semana. A intensidade dos exercícios deve ser progressiva, começando com níveis moderados e aumentando conforme você ganha resistência e força.

Lembre-se de que a consistência é fundamental. Mantenha-se comprometido com o plano de exercícios ao longo dos 30 dias, dando o seu melhor em cada sessão. Adaptar os exercícios às suas necessidades e limitações individuais, é importante, então não hesite em ajustar a intensidade ou a escolha dos exercícios conforme necessário.

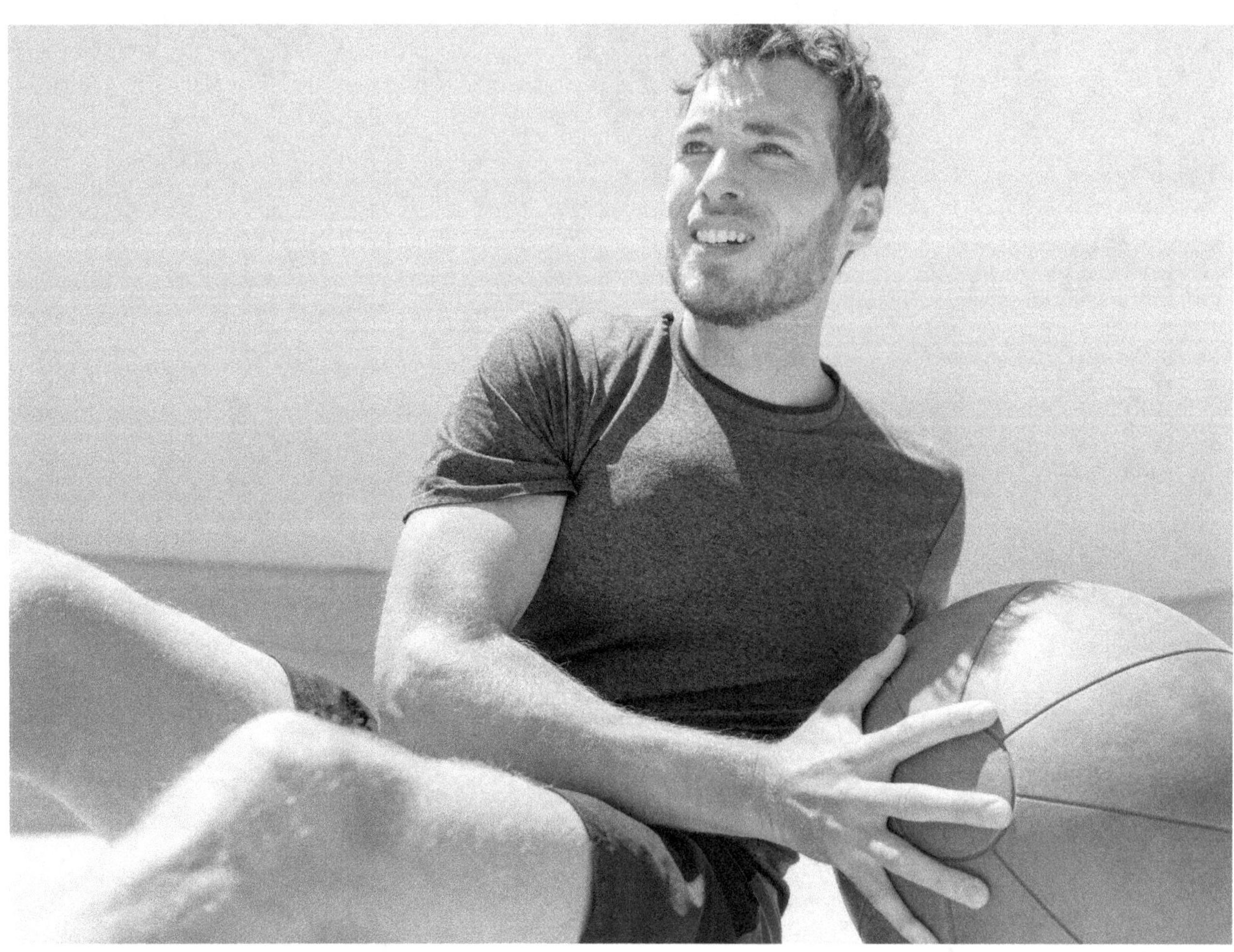

4. Plano Alimentar:

Um plano alimentar equilibrado desempenha um papel crucial na perda de gordura abdominal. Aqui está uma explicação sobre a importância de uma alimentação saudável, bem como sugestões de alimentos, orientações de hidratação e consumo de fibras, e uma lista de alimentos a serem evitados ou consumidos com moderação.

Importância de uma Alimentação Equilibrada:
Uma alimentação equilibrada é essencial para promover a perda de gordura abdominal de forma saudável. Ao fornecer ao seu corpo os nutrientes adequados, você otimiza o metabolismo, reduz a inflamação e aumenta a sensação de saciedade. Priorize alimentos ricos em nutrientes e evite alimentos processados e ricos em açúcares e gorduras saturadas.

Sugestões de Alimentos Ricos em Nutrientes e Baixos em Calorias:
- Vegetais: Priorize vegetais folhosos, como espinafre, couve, alface e rúcula, além de vegetais crucíferos, como brócolis, couve-flor e repolho.
- Frutas: Escolha frutas frescas e variadas, como maçãs, bananas, laranjas, morangos e mirtilos.
- Proteínas magras: Inclua fontes de proteína magra, como frango, peixe, ovos, tofu e leguminosas.

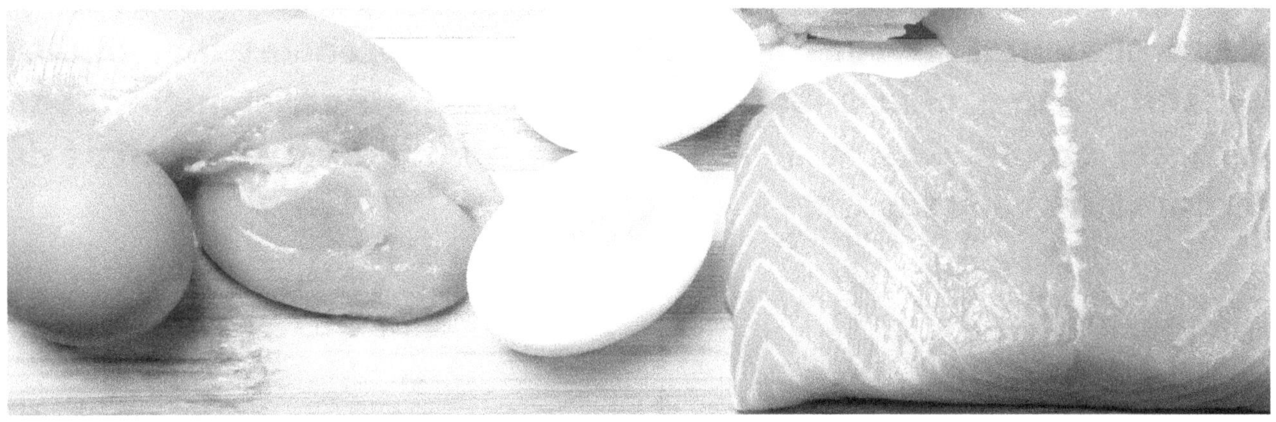

- Grãos integrais: Opte por grãos integrais, como quinoa, aveia, arroz integral e pão integral.
- Gorduras saudáveis: Consuma gorduras saudáveis encontradas em abacate, nozes, amêndoas, azeite de oliva e sementes.

Hidratação e Consumo de Fibras:
- Hidratação: Beba água regularmente ao longo do dia para manter-se hidratado. A água ajuda a eliminar toxinas e promove a sensação de saciedade.
- Fibras: Consuma alimentos ricos em fibras, como vegetais, frutas, legumes, grãos integrais e sementes. As fibras auxiliam na digestão, promovem a sensação de saciedade e ajudam a regular o metabolismo.

Alimentos a Serem Evitados ou Consumidos com Moderação:
- Alimentos processados e ultraprocessados: Evite alimentos como refrigerantes, salgadinhos, bolos, biscoitos e fast food, pois são ricos em calorias vazias e pobres em nutrientes.
- Açúcares adicionados: Limite o consumo de açúcares adicionados presentes em bebidas açucaradas, doces, sobremesas e alimentos processados.
- Gorduras saturadas e trans: Reduza o consumo de gorduras saturadas encontradas em carnes gordas, laticínios integrais e alimentos fritos. Evite gorduras trans presentes em alimentos processados e margarinas hidrogenadas.

Lembre-se de que cada pessoa é única, e é importante adaptar o plano alimentar às suas necessidades e preferências individuais. Consultar um profissional de saúde, como um nutricionista, pode fornecer orientações personalizadas para atingir seus objetivos de forma saudável e segura.

5 - Aqui estão as receitas e o modo de preparo das dez opções saudáveis:

1. **Salada de quinoa e legumes grelhados:**
- Ingredientes:
  - 1 xícara de quinoa cozida
  - Legumes de sua preferência (como abobrinha, berinjela, pimentão e cebola)
  - Azeite de oliva
  - Sal e pimenta a gosto
  - Suco de limão fresco

- Modo de preparo:
  1. Corte os legumes em fatias ou cubos.
  2. Aqueça uma grelha ou frigideira em fogo médio-alto e pincele com azeite.
  3. Grelhe os legumes até ficarem macios e levemente dourados.
  4. Em uma tigela, misture a quinoa cozida com os legumes grelhados.
  5. Tempere com sal, pimenta e suco de limão fresco.
  6. Sirva a salada fria ou em temperatura ambiente.

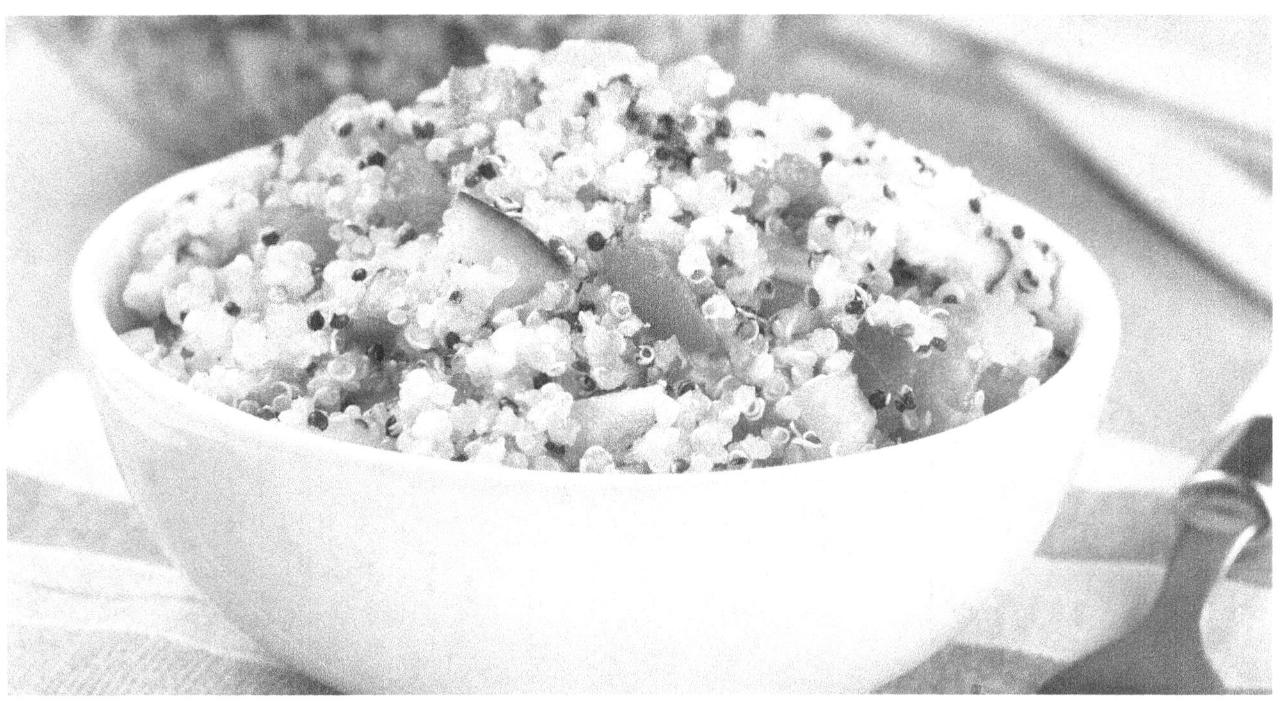

2. **Wrap de frango com vegetais:**
- Ingredientes:
  - 1 tortilha de trigo integral
  - Peito de frango grelhado e cortado em fatias
  - Vegetais picados (como alface, tomate, pepino e cenoura)
  - Molho de iogurte (opcional)

- Modo de preparo:
  1. Espalhe o molho de iogurte na tortilha.
  2. Coloque as fatias de frango e os vegetais no centro da tortilha.
  3. Enrole a tortilha, dobrando as laterais para dentro.
  4. Corte o wrap ao meio e sirva.

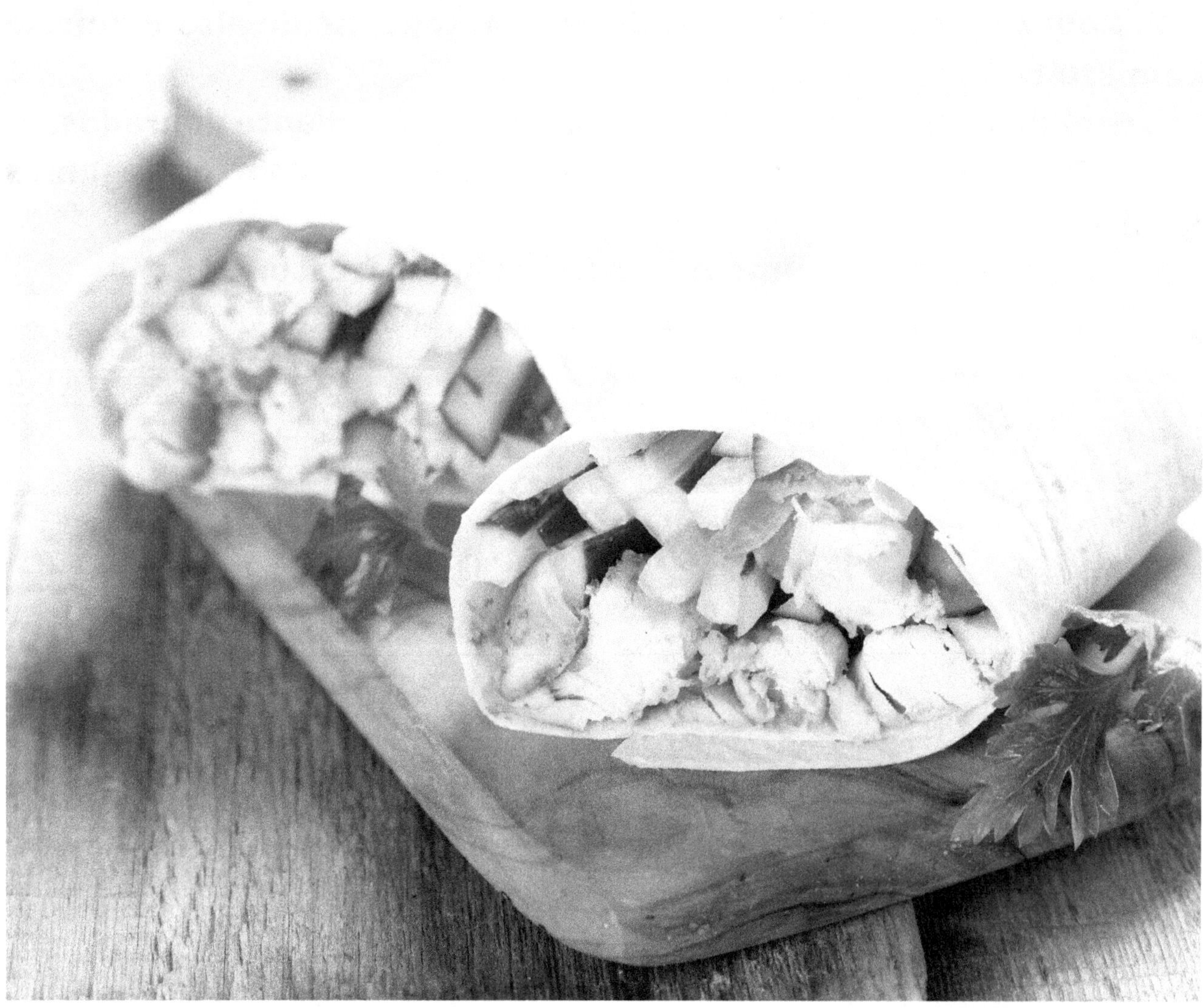

3. **Smoothie de frutas vermelhas com iogurte natural:**
- Ingredientes:
    - 1 xícara de frutas vermelhas congeladas (como morangos, mirtilos e framboesas)
    - 1/2 xícara de iogurte natural
    - 1/2 xícara de leite (pode ser leite de amêndoas ou outro leite vegetal)
    - Mel ou adoçante a gosto (opcional)

- Modo de preparo:
    1. Coloque as frutas vermelhas, o iogurte e o leite no liquidificador.
    2. Bata até obter uma consistência cremosa e homogênea.
    3. Adicione mel ou adoçante, se desejar.
    4. Despeje em um copo e sirva imediatamente.

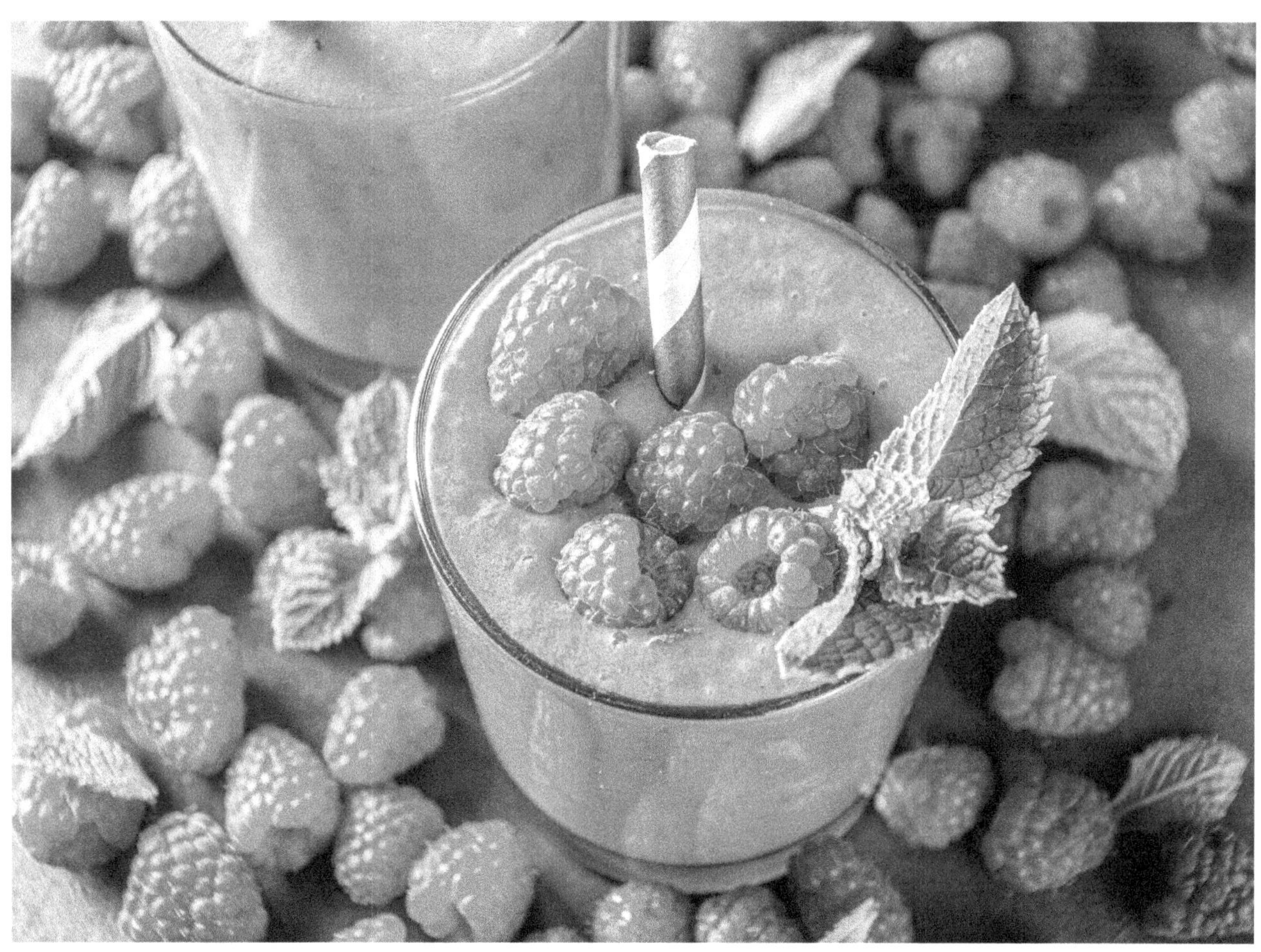

4. **Omelete de claras com espinafre e cogumelos:**
- Ingredientes:
  - 4 claras de ovo
  - 1 xícara de espinafre fresco picado
  - 1/2 xícara de cogumelos fatiados
  - Sal e pimenta a gosto
  - Azeite de oliva

- Modo de preparo:
  1. Aqueça um pouco de azeite em uma frigideira antiaderente em fogo médio.
  2. Adicione o espinafre e os cogumelos e refogue até ficarem macios.
  3. Em uma tigela, bata as claras de ovo e tempere com sal e pimenta.
  4. Despeje as claras batidas sobre os vegetais na frigideira.
  5. Cozinhe por alguns minutos até que a omelete esteja firme.
  6. Dobre ao meio e sirva quente.

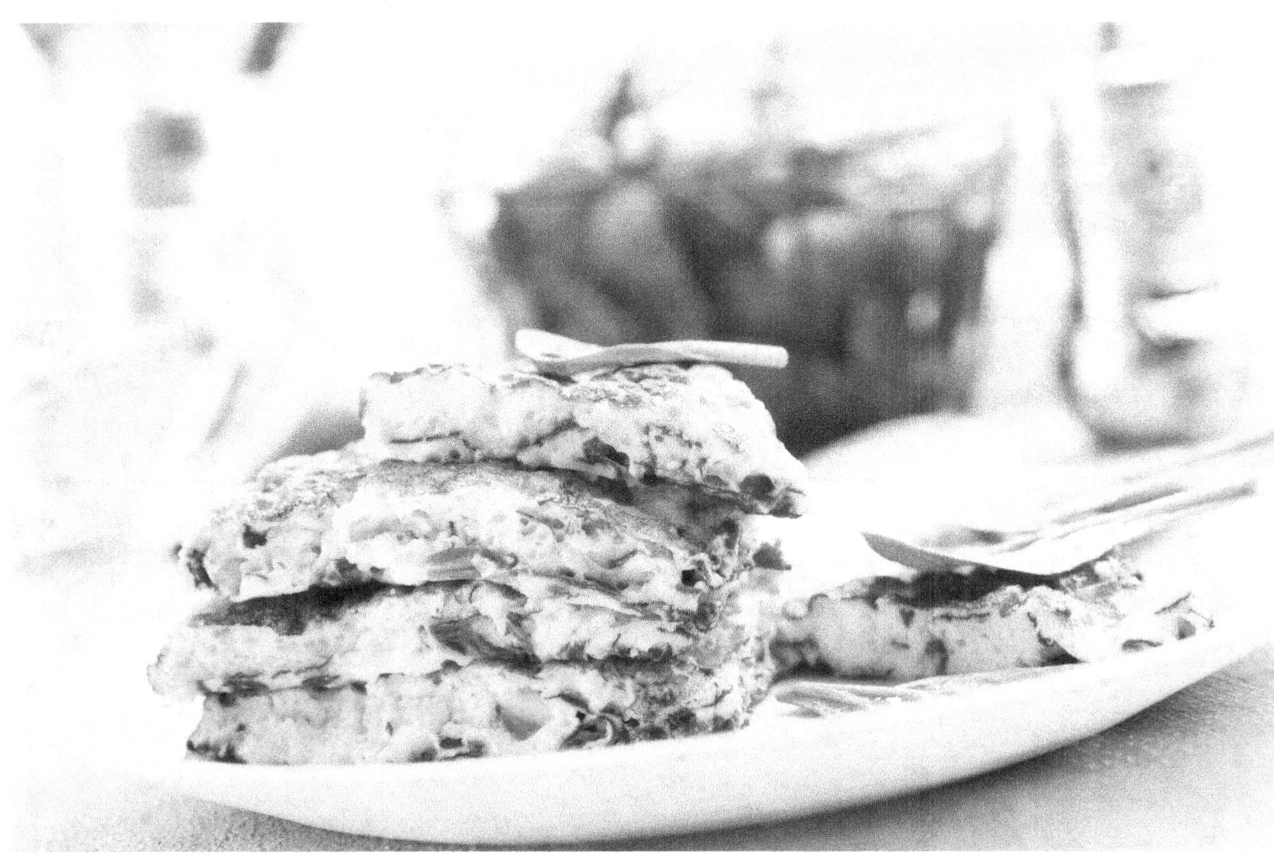

5. **Peixe grelhado com salada de folhas verdes:**
- Ingredientes:
  - Filé de peixe (como salmão, tilápia ou pescada)
  - Suco de limão
  - Sal e pimenta a gosto
  - Mistura de folhas verdes (como alface, rúcula e agrião)
  - Vinagrete de sua preferência

- Modo de preparo:
  1. Tempere o filé de peixe com suco de limão, sal e pimenta.
  2. Grelhe o peixe em uma frigideira antiaderente ou em uma grelha até que esteja cozido por completo.
  3. Em um prato, arrume a mistura de folhas verdes.
  4. Coloque o peixe grelhado por cima das folhas.
  5. Regue com vinagrete e sirva.

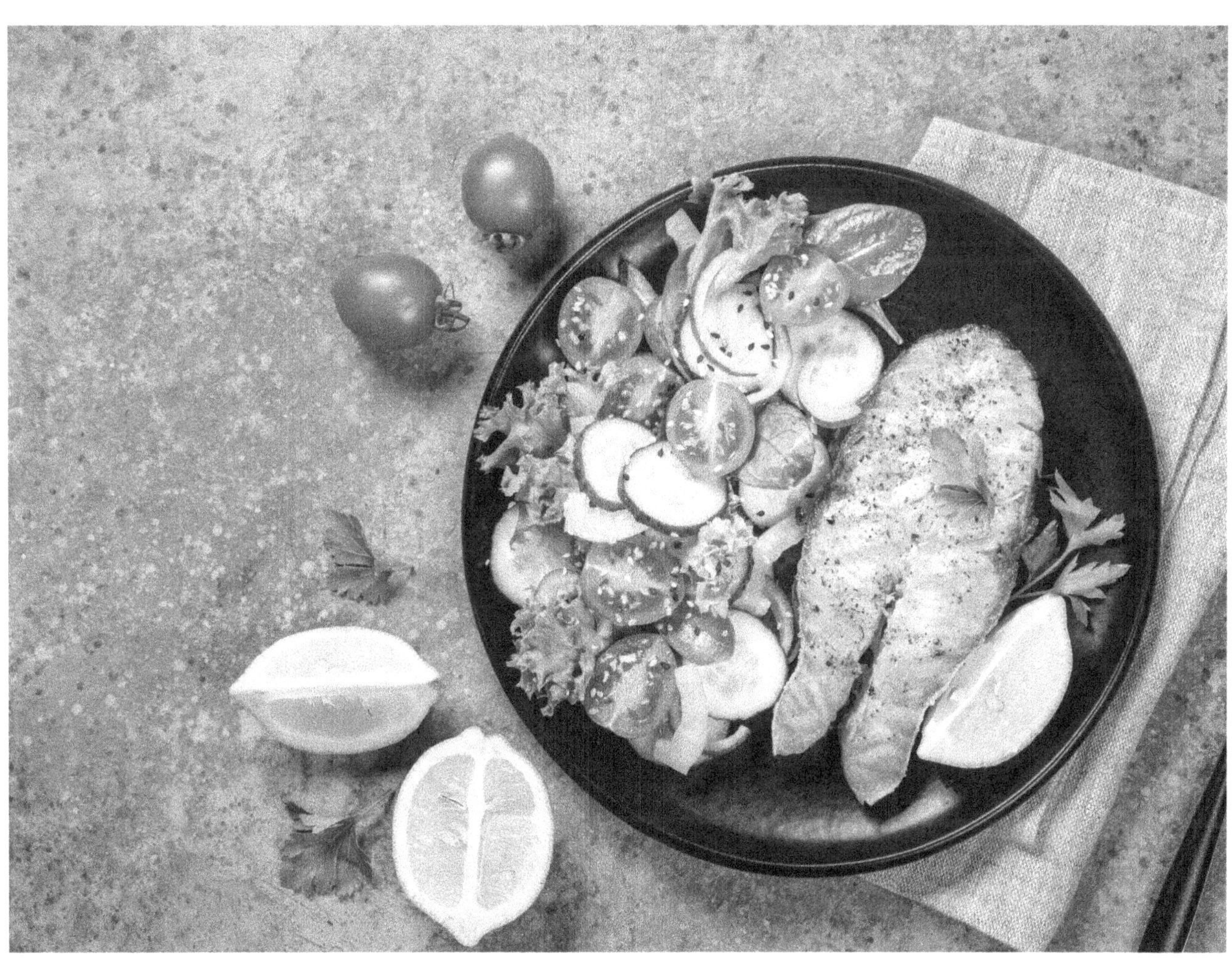

6. **Espaguete de abobrinha com molho de tomate caseiro:**
- Ingredientes:
  - 2 abobrinhas médias
  - 2 tomates maduros
  - 1 cebola pequena picada
  - 2 dentes de alho picados
  - 1 colher de sopa de azeite de oliva
  - Sal e pimenta a gosto
  - Ervas frescas a gosto (como manjericão ou salsa)

- Modo de preparo:
  1. Utilize um espiralizador ou um ralador para transformar as abobrinhas em espaguete.
  2. Em uma panela, aqueça o azeite e refogue a cebola e o alho até ficarem dourados.
  3. Adicione os tomates picados e cozinhe por alguns minutos até que eles amoleçam.
  4. Tempere com sal, pimenta e ervas frescas.
  5. Acrescente o espaguete de abobrinha à panela e misture bem, cozinhando por mais alguns minutos.
  6. Sirva quente.

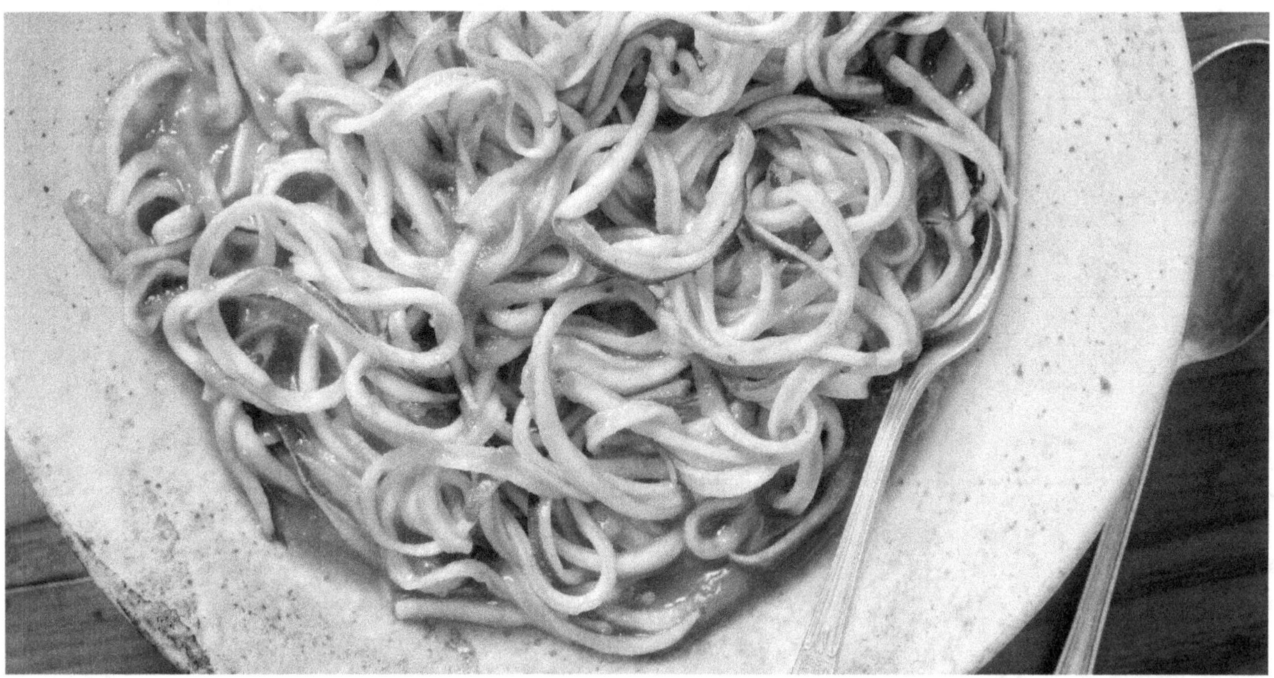

7. **Frango assado com legumes no vapor:**
- Ingredientes:
  - Peito de frango
  - Legumes variados (como brócolis, cenoura, couve-flor e batata-doce)
  - Azeite de oliva
  - Sal, pimenta e temperos de sua preferência

- Modo de preparo:
  1. Pré-aqueça o forno a 200°C.
  2. Tempere o peito de frango com sal, pimenta e os temperos de sua escolha.
  3. Coloque o frango em uma assadeira untada com azeite.
  4. Corte os legumes em pedaços pequenos e coloque-os em uma panela a vapor.
  5. Cozinhe os legumes no vapor por alguns minutos até que fiquem macios.
  6. Leve o frango e os legumes ao forno e asse por cerca de 20-25 minutos, ou até que o frango esteja cozido por completo.
  7. Retire do forno, deixe descansar por alguns minutos e sirva.

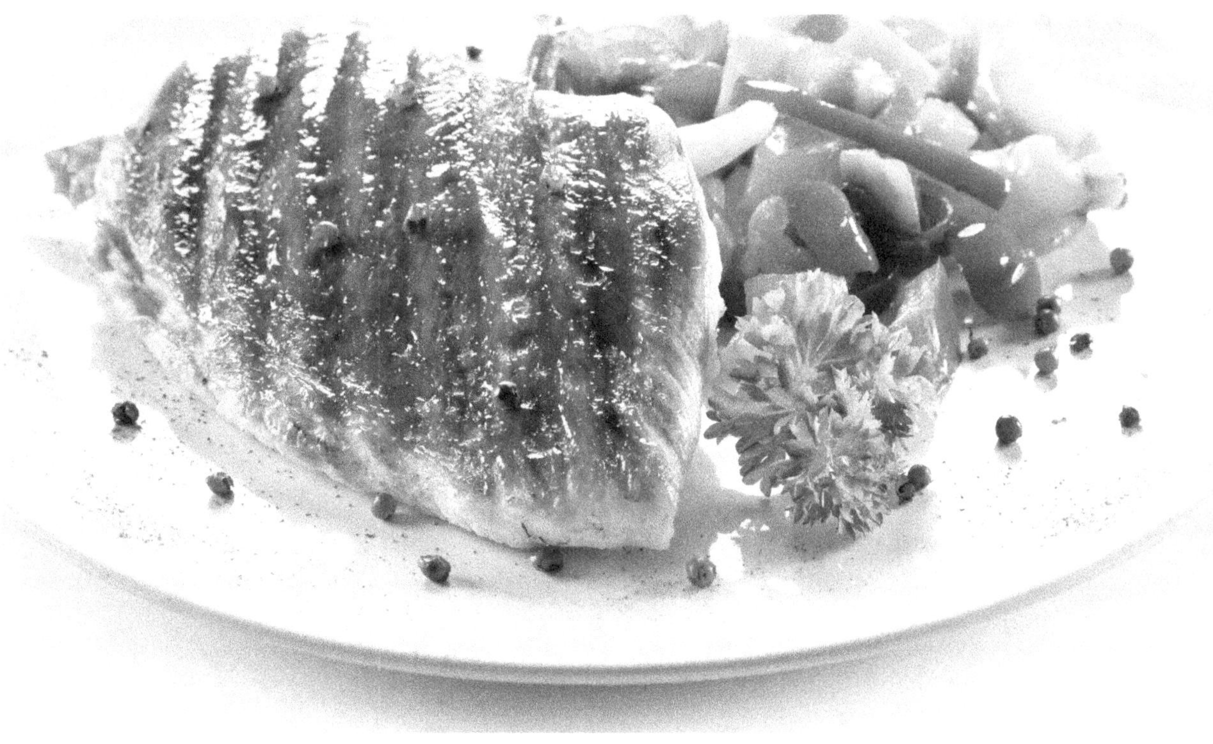

8. **Sopa de legumes com frango desfiado:**
- Ingredientes:
   - Peito de frango cozido e desfiado
   - Legumes variados (como cenoura, abobrinha, tomate e couve)
   - Caldo de legumes ou caldo de frango sem gordura
   - Temperos a gosto (como alho, cebola, salsinha e manjericão)
   - Sal e pimenta a gosto

- Modo de preparo:
   1. Em uma panela, aqueça um pouco de azeite e refogue o alho e a cebola até dourarem.
   2. Adicione os legumes picados e refogue por alguns minutos.
   3. Despeje o caldo de legumes ou caldo de frango na panela.
   4. Tempere com sal, pimenta e os temperos de sua preferência.
   5. Cozinhe em fogo médio até que os legumes fiquem macios.
   6. Acrescente o frango desfiado à sopa e deixe cozinhar por mais alguns minutos.
   7. Sirva quente.

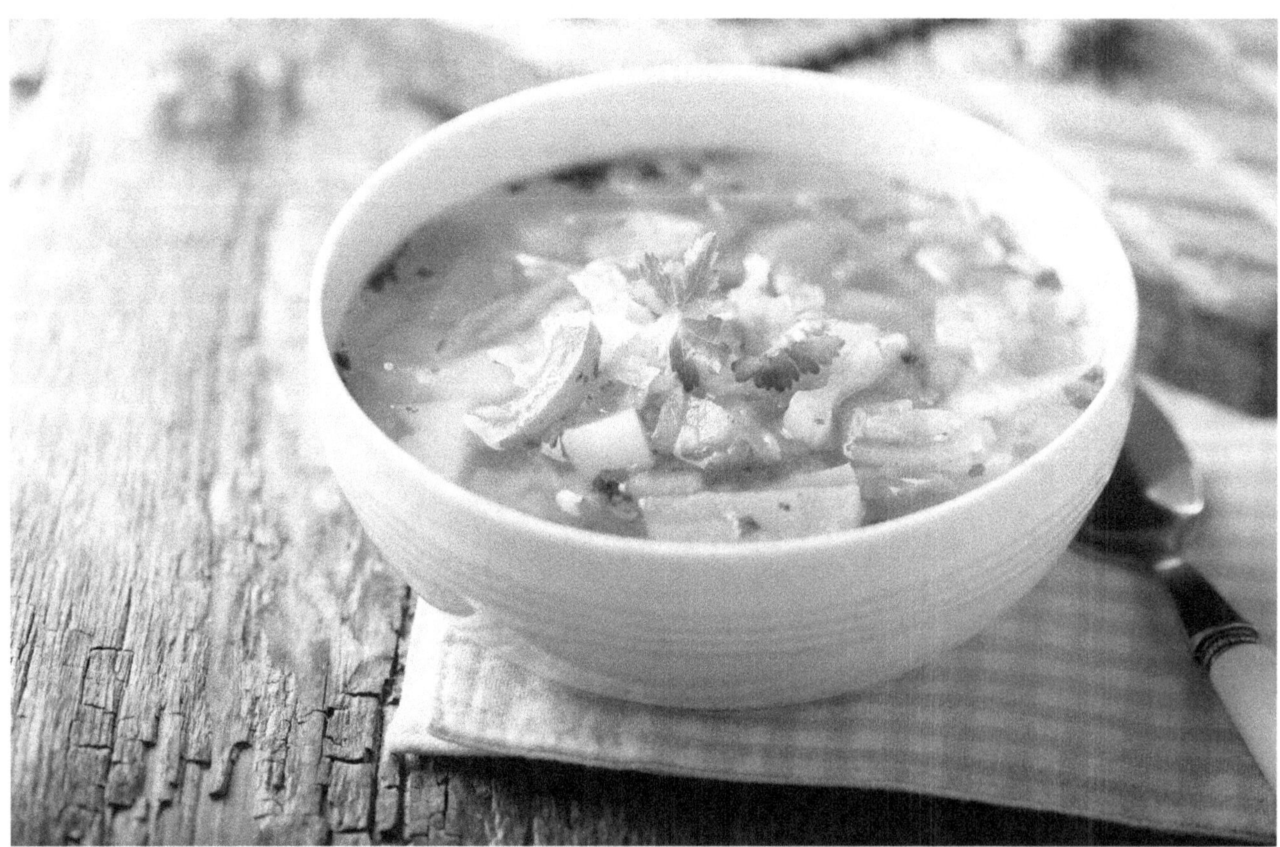

9. **Wrap de salmão defumado com abacate e rúcula:**
- Ingredientes:
  - 1 tortilha de trigo integral
  - Fatias de salmão defumado
  - Fatias de abacate
  - Folhas de rúcula
  - Molho de iogurte ou mostarda (opcional)

- Modo de preparo:
  1. Espalhe o molho de iogurte ou mostarda na tortilha.
  2. Coloque as fatias de salmão defumado, as fatias de abacate e as folhas de rúcula no centro da tortilha.
  3. Enrole a tortilha, dobrando as laterais para dentro.
  4. Corte o wrap ao meio e sirva.

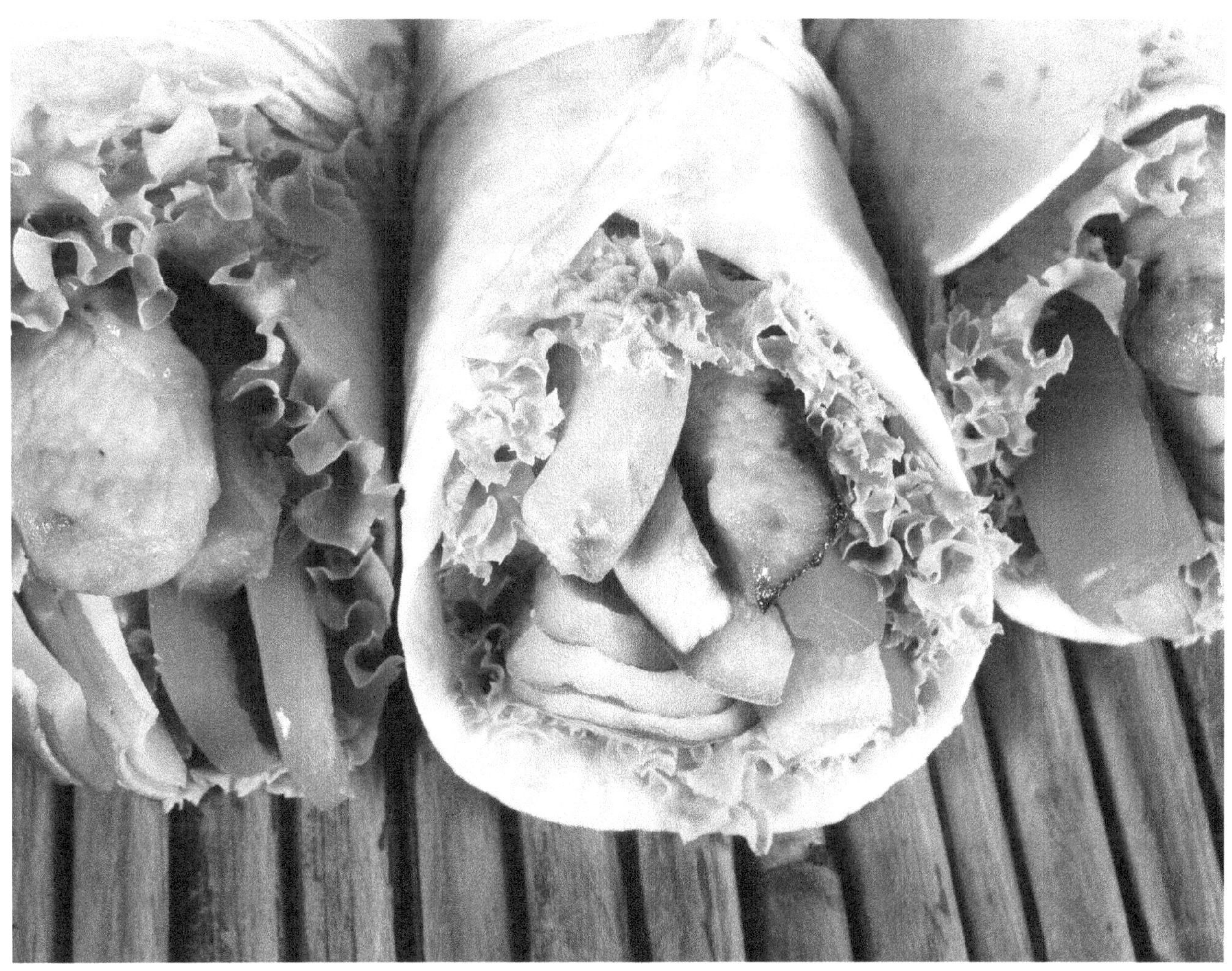

10. **Salada de frutas com iogurte e granola:**
- Ingredientes:
    - Frutas frescas variadas (como morangos, maçãs, bananas e uvas)
    - Iogurte natural
    - Granola

- Modo de preparo:
    1. Corte as frutas em pedaços e coloque-as em uma tigela.
    2. Adicione o iogurte natural por cima das frutas.
    3. Polvilhe com granola para adicionar crocância.
    4. Misture delicadamente e sirva frio.

Essas são as dez receitas saudáveis para incluir no plano alimentar. Espero que goste e aproveite essas opções deliciosas!

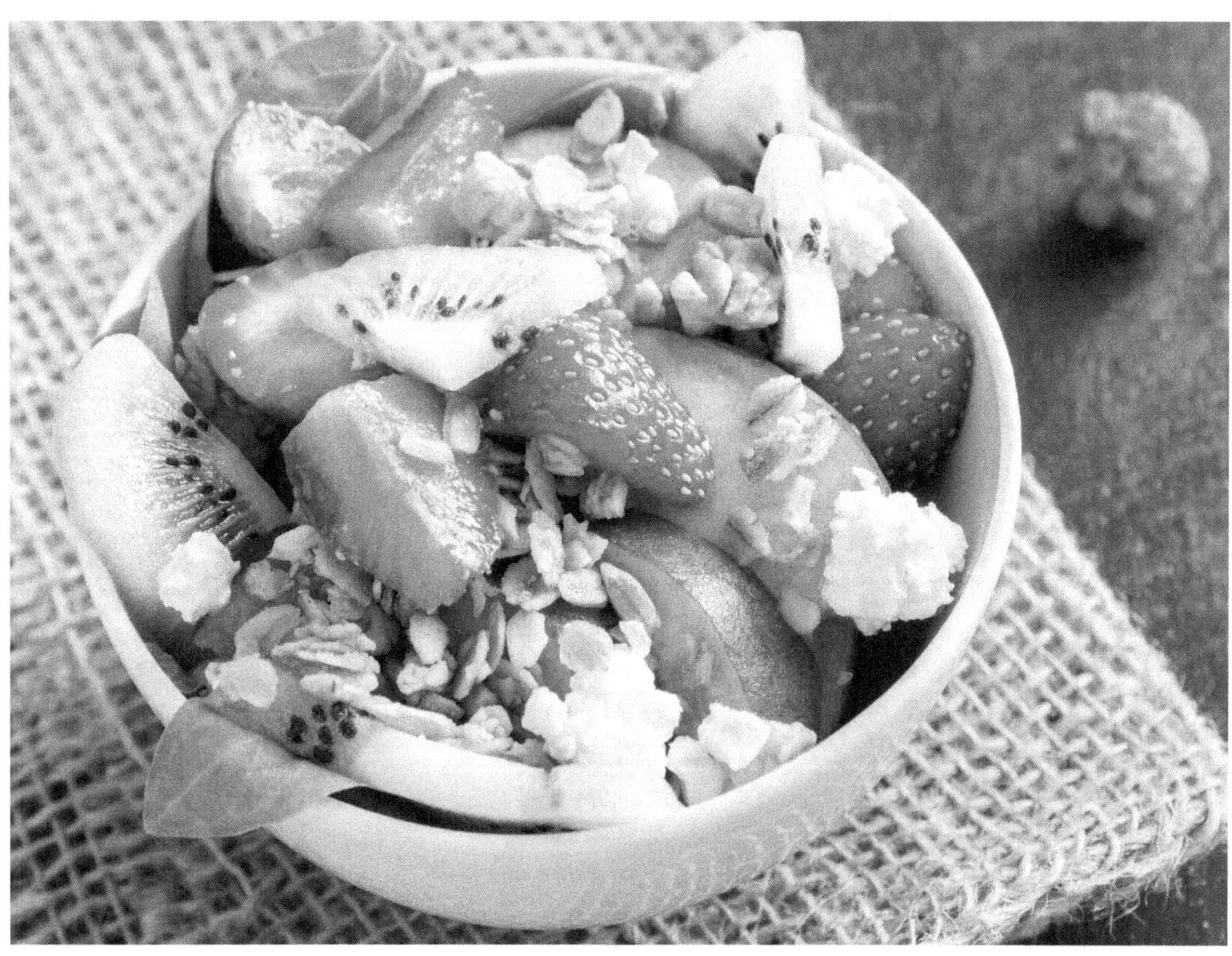

 6 . Informações sobre as orientações gerais:

6.1. **Controlando o estresse e promovendo uma boa qualidade de sono:**

- O estresse crônico pode afetar negativamente o processo de perda de peso e contribuir para o acúmulo de gordura abdominal. Portanto, é importante adotar estratégias para controlar o estresse, como a prática regular de exercícios físicos, técnicas de relaxamento (como meditação e respiração profunda) e hobbies que proporcionem prazer e alívio do estresse.

- Além disso, uma boa qualidade de sono é fundamental para a saúde geral e o processo de perda de peso. Estabeleça uma rotina de sono regular, evite estimulantes (como cafeína) próximo à hora de dormir, crie um ambiente propício para o sono (com temperatura adequada, pouca luz e silêncio) e pratique uma higiene do sono saudável.

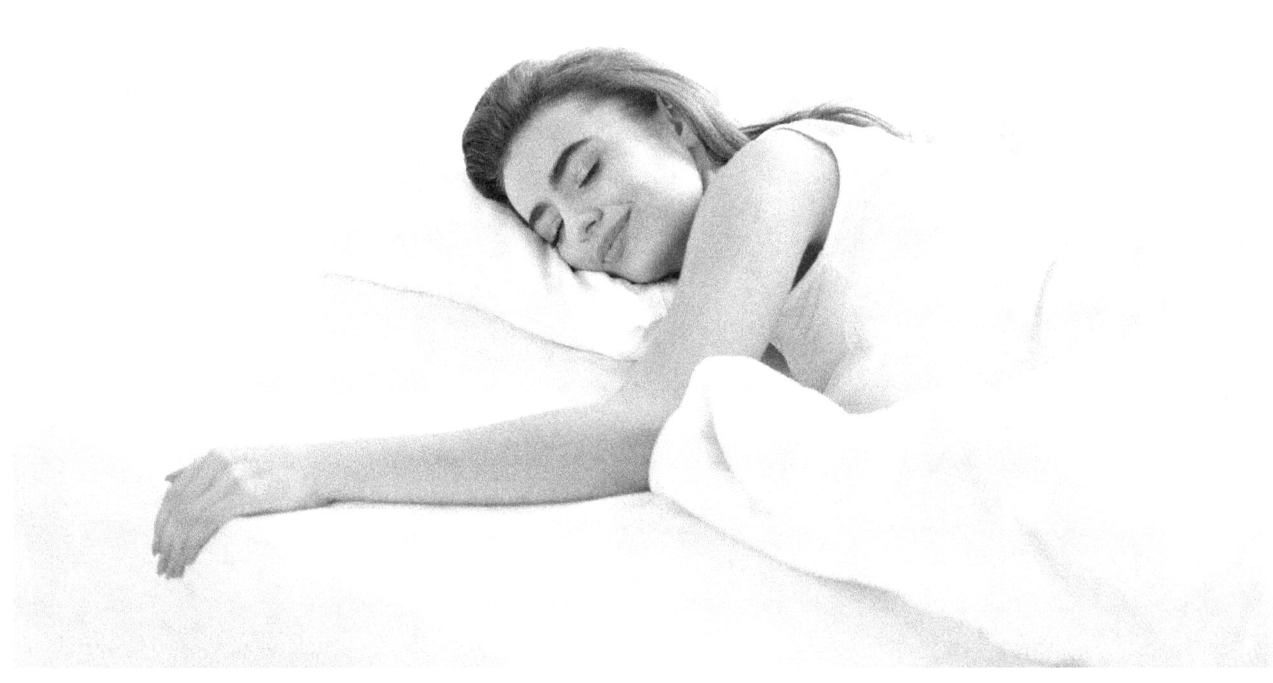

6.2. **Manter a motivação durante os 30 dias:**

- Perder peso e secar a barriga em 30 dias requer dedicação e comprometimento. Para manter a motivação ao longo do processo, estabeleça metas realistas e mensuráveis, faça um registro do seu progresso, celebre as pequenas conquistas, encontre um parceiro de treino ou dieta para se motivarem mutuamente e busque inspiração em histórias de sucesso de outras pessoas.

- Além disso, diversifique suas atividades físicas e receitas, para evitar a monotonia. Experimente diferentes tipos de exercícios e explore novas receitas saudáveis para manter o interesse e a motivação elevados.

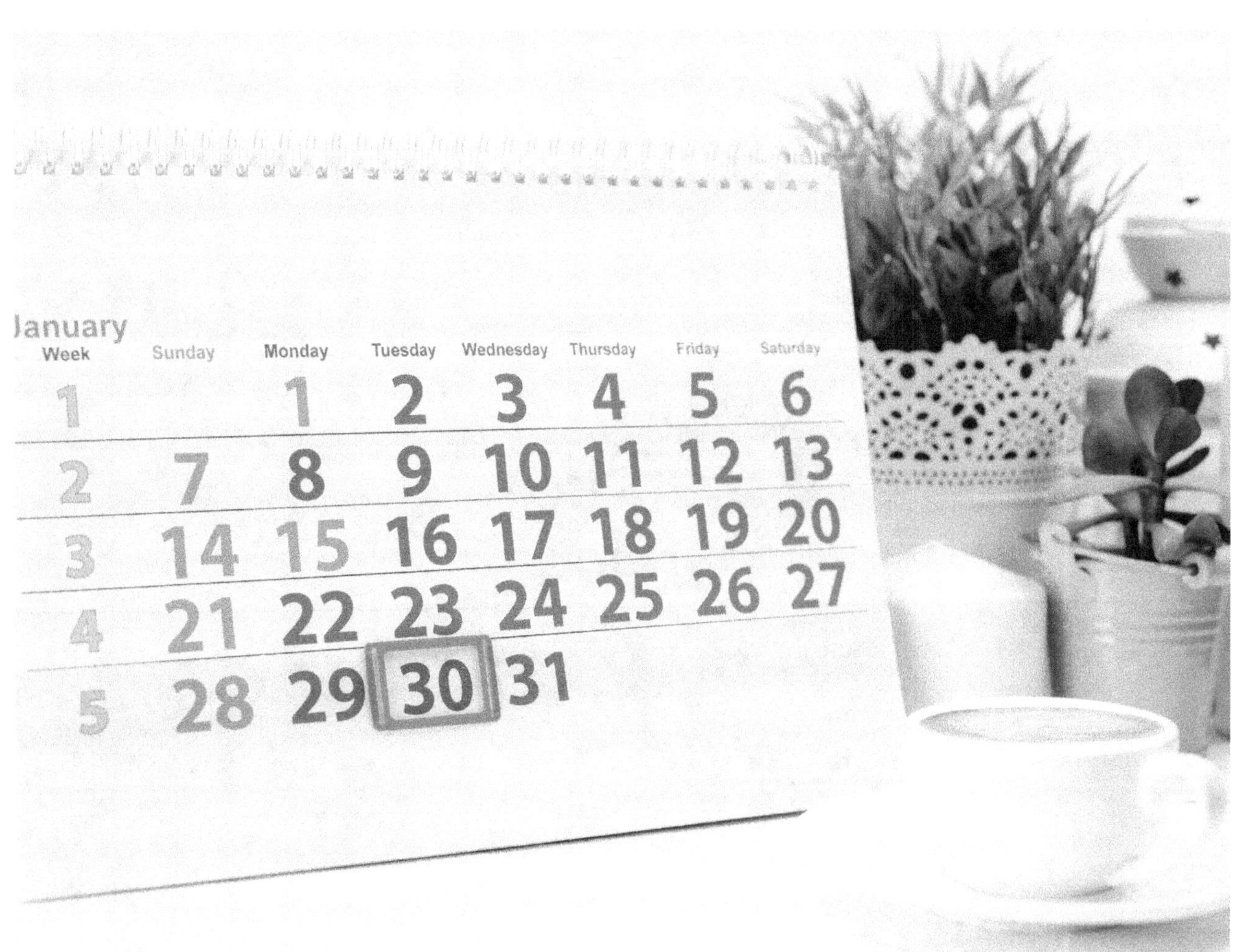

6.3. **Acompanhamento médico ou profissional de saúde:**

- É importante ressaltar a importância de buscar acompanhamento médico ou profissional de saúde antes de iniciar qualquer plano de emagrecimento, incluindo o plano de secar a barriga em 30 dias. Cada pessoa tem necessidades individuais e um profissional qualificado poderá avaliar sua saúde, histórico médico e oferecer orientações personalizadas.

- O acompanhamento de um profissional pode ajudar a garantir que você esteja seguindo um plano adequado para suas necessidades, evitando riscos à saúde e garantindo resultados seguros e sustentáveis.

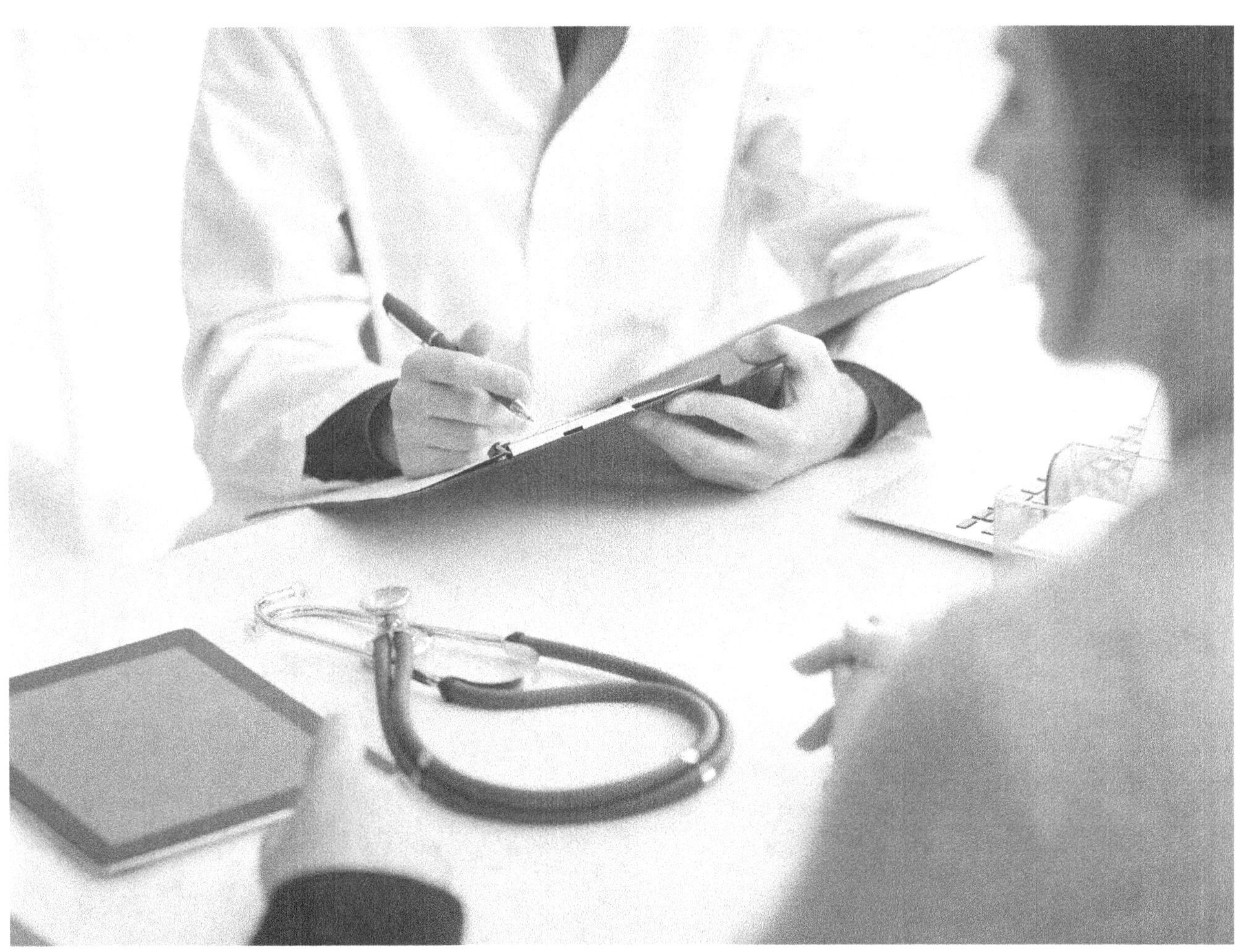

Lembrando sempre que é fundamental consultar um médico ou profissional de saúde antes de iniciar qualquer plano de emagrecimento ou mudança significativa na alimentação e nos exercícios físicos. Eles poderão fornecer orientações personalizadas com base em suas condições individuais de saúde.

Seguindo essas orientações gerais, você estará no caminho certo para alcançar seus objetivos de secar a barriga em 30 dias de forma saudável e segura.

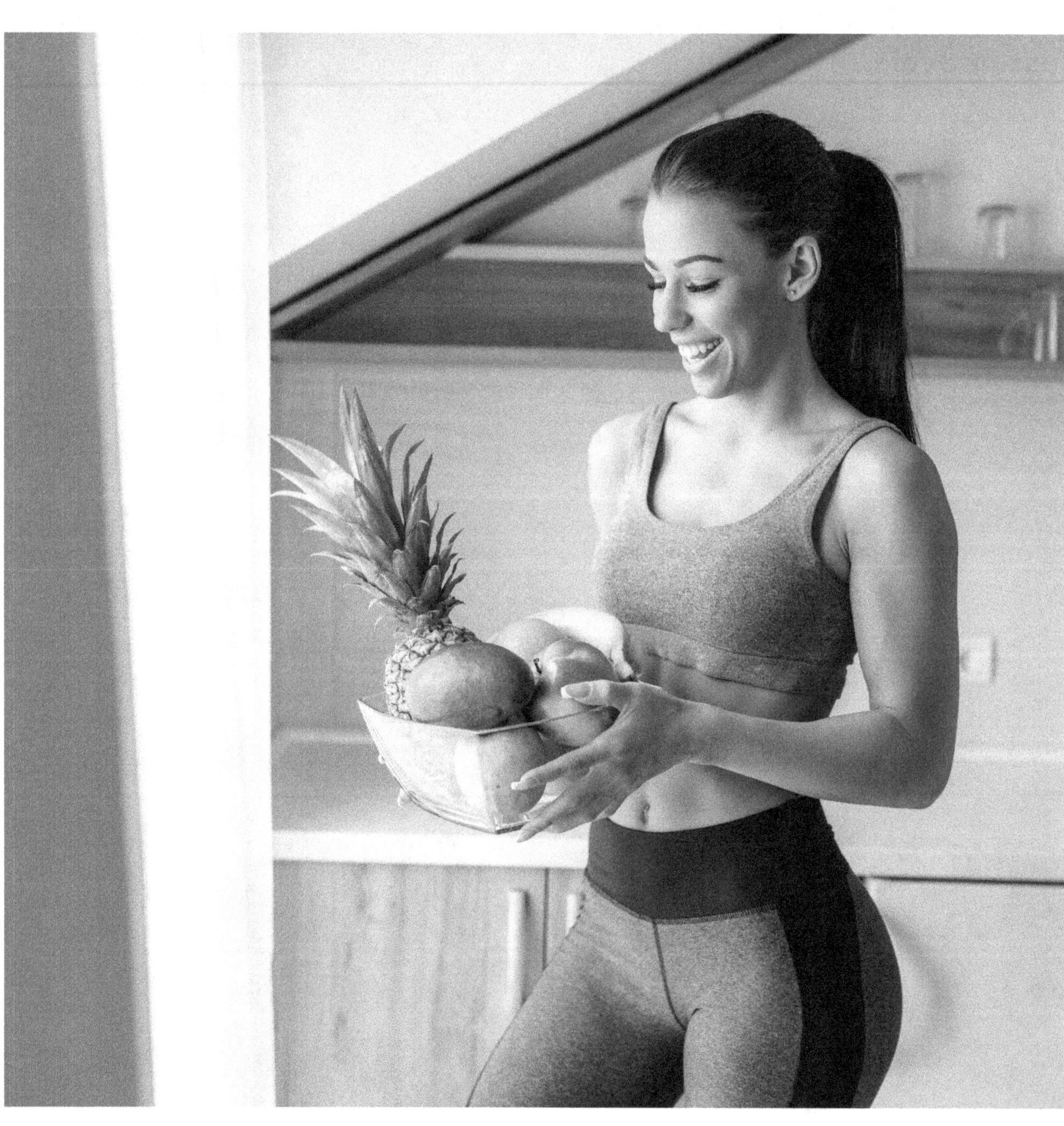

7. Conclusão

Nesta PRL, apresentamos um plano abrangente e viável para secar a barriga em 30 dias. Lembre-se de que cada indivíduo é único, e os resultados podem variar. É essencial combinar essas estratégias com uma abordagem personalizada, considerando sua condição de saúde, histórico médico e metas individuais.

Ao adotar uma alimentação equilibrada, realizar exercícios direcionados para a região abdominal, controlar o estresse, promover uma boa qualidade de sono e buscar acompanhamento médico ou profissional de saúde, você estará no caminho certo para alcançar resultados visíveis e duradouros.

Lembre-se de que a perda de gordura abdominal não acontece da noite para o dia e requer comprometimento e persistência. Siga o plano de exercícios, o plano alimentar e as orientações gerais de forma consistente ao longo dos 30 dias e além. A motivação e a disciplina serão fundamentais para alcançar seu objetivo.

Além disso, lembre-se de que a saúde é o aspecto mais importante. Não se trata apenas de alcançar uma estética desejada, mas também de cuidar do seu bem-estar geral. Caso surjam dúvidas ou preocupações durante o processo, não hesite em buscar orientação profissional.

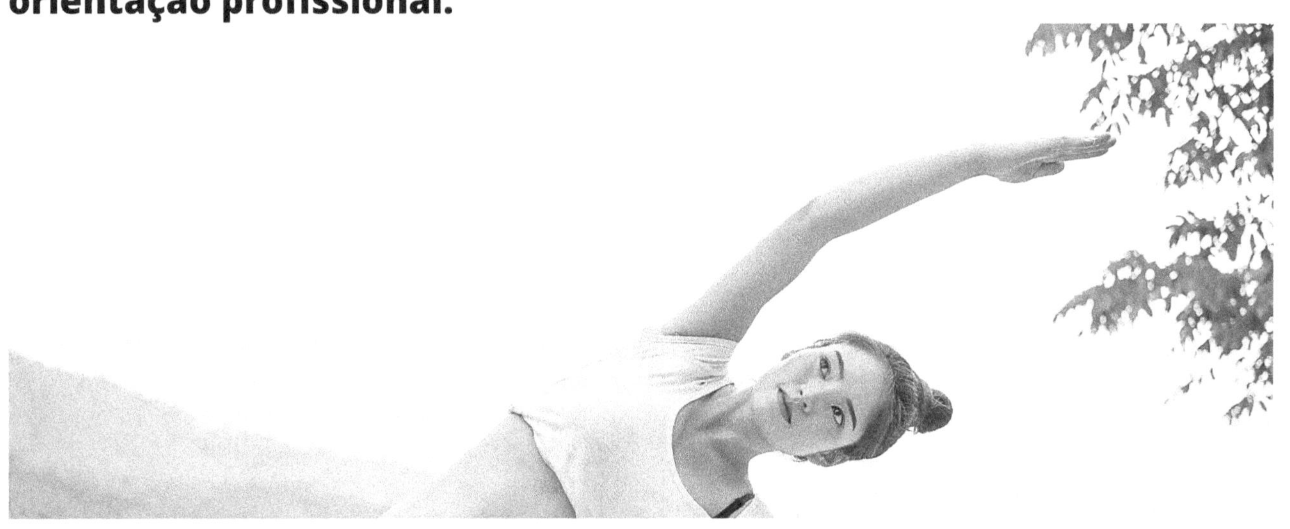

Agora que você tem todas as informações necessárias, é hora de começar sua jornada em direção a uma barriga mais seca e saudável. Lembre-se de que a mudança de hábitos leva tempo e paciência, então seja gentil consigo mesmo durante o processo. Com dedicação e comprometimento, você está no caminho certo para alcançar o sucesso!

Boa sorte e aproveite os benefícios de um estilo de vida saudável e uma barriga mais definida!

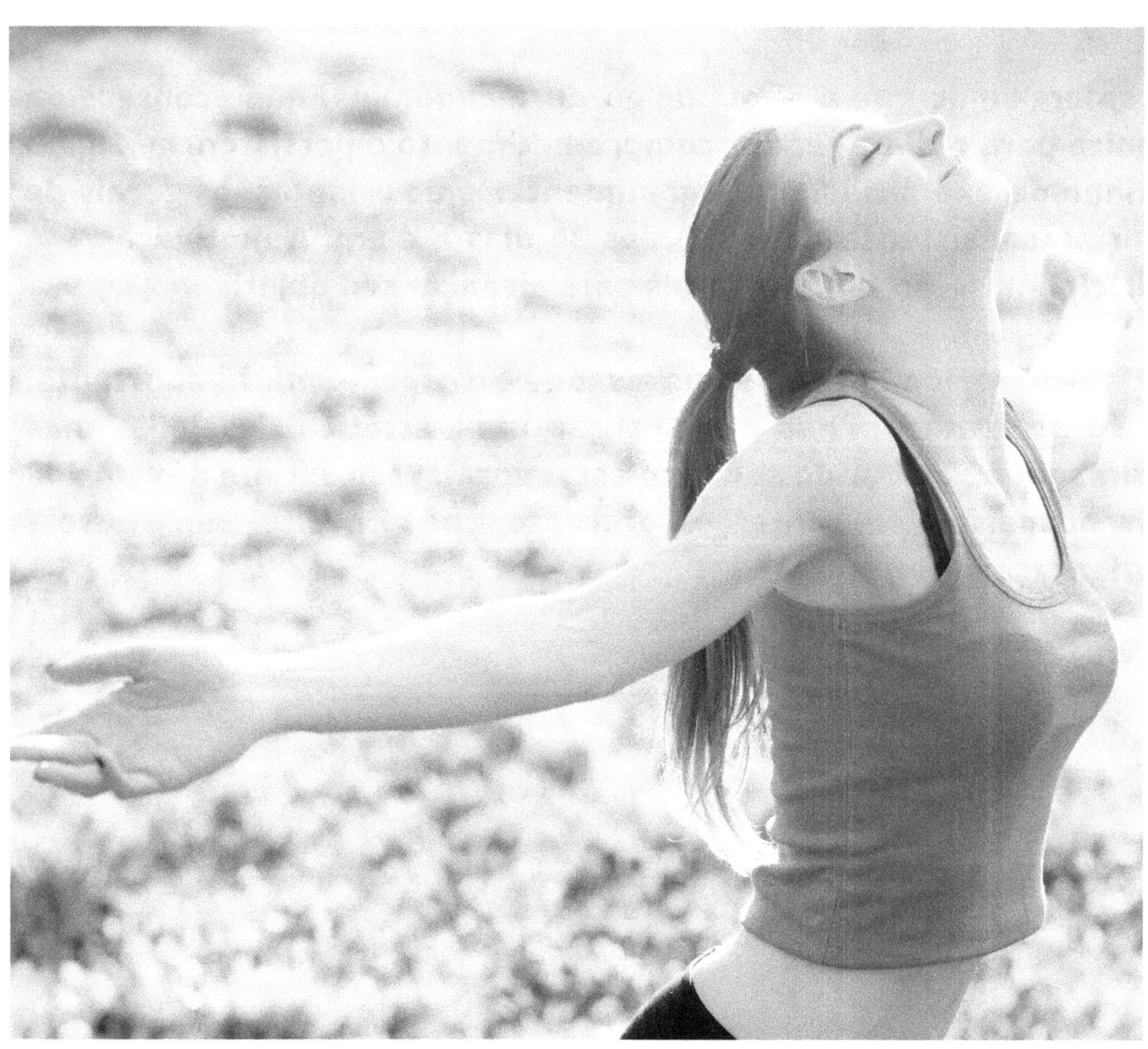